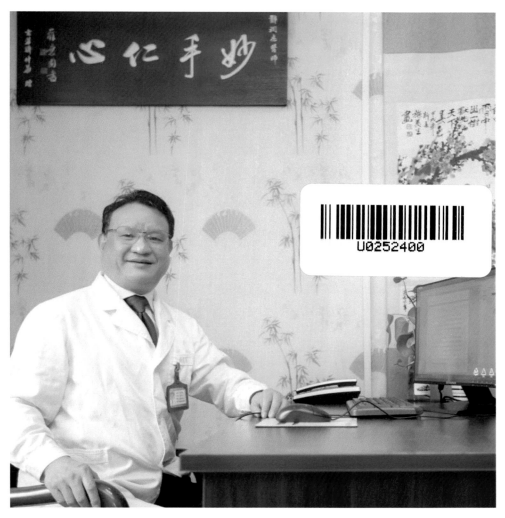

　　郑润杰，主任中医师，温州市名中医，现任浙江省瑞安市中医院骨伤科主任，全国基层名老中医传承工作室指导老师，北京中医药大学特聘临床专家，中国中医药研究促进会外治分会副会长，世界中医药学会联合会脊柱健康分会常务理事，浙江省中医药学会整脊分会副主任委员，浙江省中医药学会骨伤分会委员，瑞安市政协常委委员，瑞安市中医药学会副理事长，曾任瑞安市中医院副院长，两次荣获"瑞安市技术拔尖人才""温州市行风先进个人"称号。

　　擅长闭合正复骨折、火针治疗痛风，运用经验方配合手法及功能锻炼治疗椎间盘突出症、半月板损伤、疑难骨折、无菌性骨坏死等疾病。在疑难骨折的治疗上具有独特的治疗手法和见解，采用掌压法加压力垫夹板固定治疗桡骨远端骨折与肱骨髁上骨折上取得了良好的疗效。主持厅局级课题 1 项，地市级课题 3 项，发表学术论文和文章若干篇，其中《越肩带硬纸壳绷带围胸固定肋骨骨折》在首届医圣杯国际中医药学术著作和论文评奖中荣获二等奖，《捻刺法无痛治疗甲下血肿》荣获 1995 年全国医学著作成果二等奖，文章《找准自己的路——石氏伤科外用药精粹》在 2015 年"悦读中医之星"活动中荣获"中医之星奖"。主编了《中西医临床诊疗全书》骨科分册、《魏氏伤科手法治疗图解》、科普专著《健康与我们渐行渐近》，以及《腰椎保健按摩挂图》《颈椎保健按摩挂图》等保健按摩挂图。

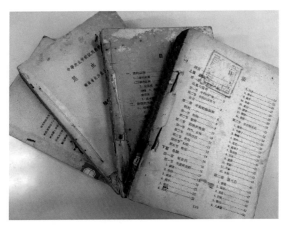

郑润杰主任家父遗留部分医学书籍

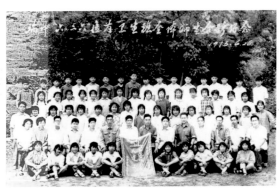

瑞中（七五）六二六医药卫生班同学会合影留念
（郑润杰主任为最后一排左起第六位）

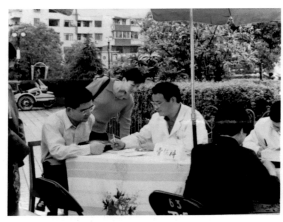

20世纪90年代郑润杰主任参加义诊活动

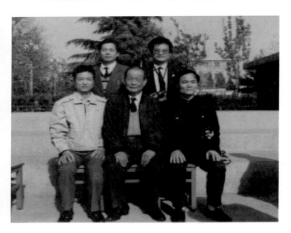

青年时代的郑润杰主任和骨科泰斗
尚天裕教授合影

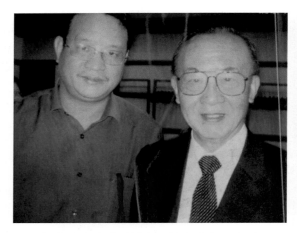

郑润杰主任与美国科学院院士、台湾
中央研究院院士钱煦合影

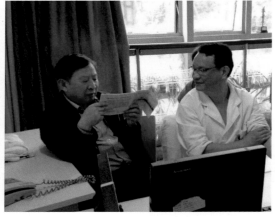

浙江省中医药学会会长肖鲁伟教授来我院
骨伤科门诊指导，与郑润杰主任合影

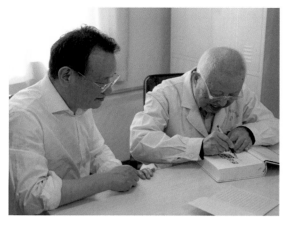

国医大师、全国名老中医张磊教授
给郑润杰主任题字

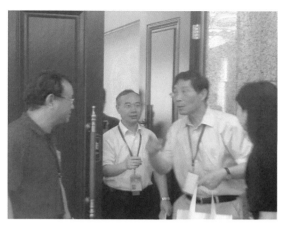

郑润杰主任与陈凯先院士交流学习

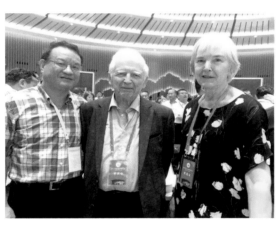

郑润杰主任参加第三次中医科学大会与诺贝
尔奖获得者哈拉尔德·楚尔·豪森教授合影

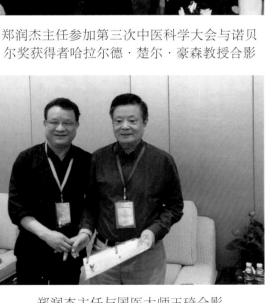

郑润杰主任与国医大师王琦合影

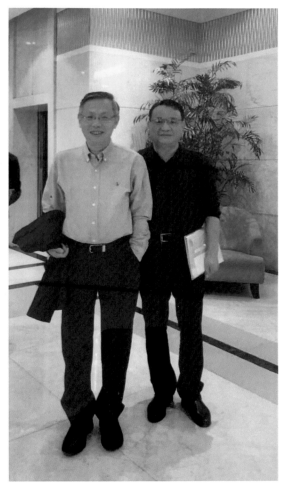

郑润杰主任与浙江省中医药大学
校长方剑乔教授合影

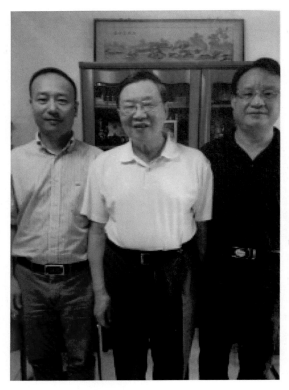

郑润杰主任与中国药典委员会委员周超凡教授、瑞安市中医院院长黄玉昆教授合影

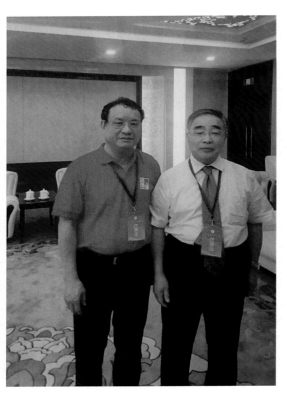

郑润杰主任参加第四届岐黄论坛，与中国工程院院士、中国中医科学院院长、天津中医药大学校长张伯礼教授合影

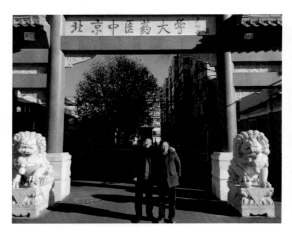

中国中医药研究促进会外治分会常务副会长、北京中医药大学第三附属医院副院长王庆甫教授与郑润杰主任合影

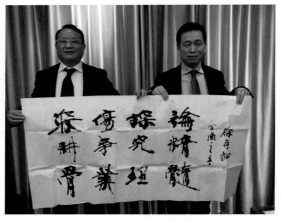

瑞安中学卫生班同窗、挚友、瑞安籍侨领、欧洲中华联合商会会长徐存松向郑润杰主任赠送题字并合影

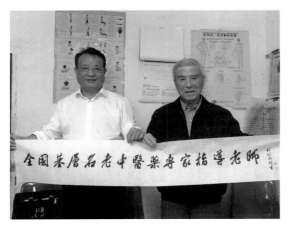

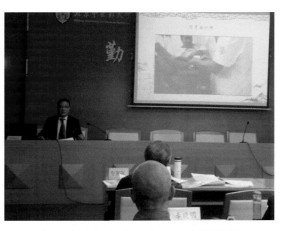

书法家林剑丹为郑润杰主任题字朱鹤老师
代为转交

郑润杰主任在北京中医药大学讲课

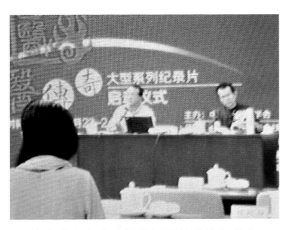

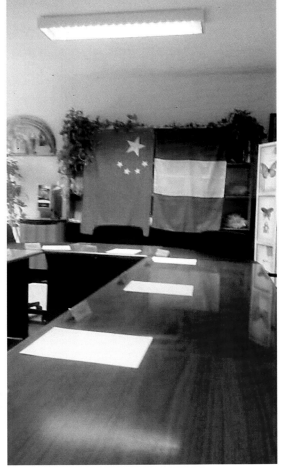

郑润杰主任在全国第四届岐黄论坛发言

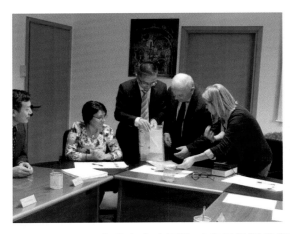

由瑞安市中医院王兴民教授将郑润杰主任编著的保健按摩挂图递
交给意大利锡耶纳大学校长及递交仪式场面

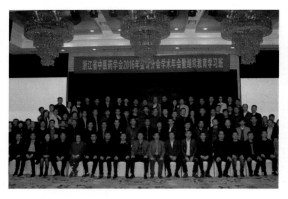

郑润杰主任参加 2016 年整脊分会学术会议

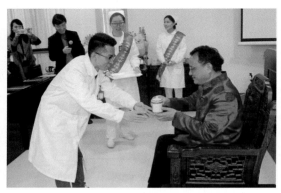

郑润杰主任收徒仪式

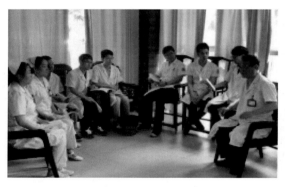

郑润杰主任组织传承人员学习经典

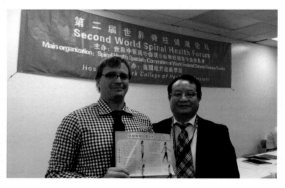

郑润杰主任在美国纽约参加第二届
世界脊柱健康论坛

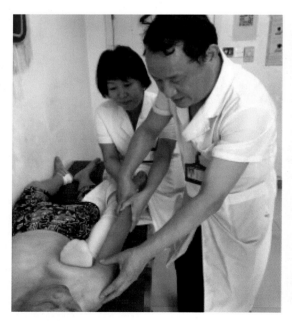

北京中医药大学研究生、韩国留学生崔丽玉
在瑞安市中医院进修学习

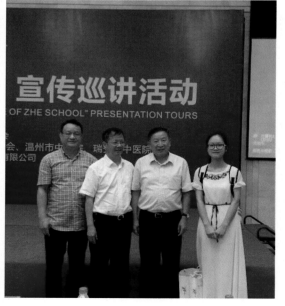

郑润杰主任与肖鲁伟会长、温州市卫生和计
划生育委员会主任程锦国、学生陈诺合影

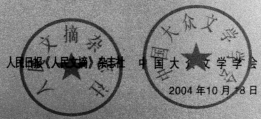

郑润杰主任人生勉励格言

郑润杰主任荣誉证书

聘 书

郑润杰 同志：

诺聘你为"中西医临床诊疗全书"骨伤科分册主编，参与该书骨伤科及其他系统的编写事宜。

特发此证

《中国医药导报》杂志社

二○○七年三月十五日

证 书

郑润杰 通过浙江省中青年中医临床学科带头人和专科（专病）技术骨干培训项目培养，考核合格，授予"浙江省中医临床技术骨干"称号，特发此证。

二○○二年五月二十八日

优秀学术论文证书

No

论文题目：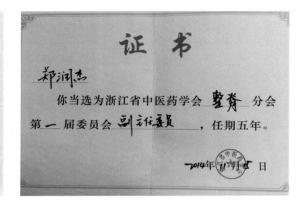

作 者： 郑润杰 主要协作者：

评定等级： 壹 等

评选年度： 1997～1998 年

评定单位：瑞安市自然科学优秀学术论文评选委员会
发证单位：瑞安市科学技术协会

一九九九年九月十日

证 书

郑润杰

你当选为浙江省中医药学会整脊分会第一届委员会副主任委员，任期五年。

二○一四年六月五日

荣誉证书

郑润杰 同志被评为第三批温州市名中医

特发此证以资鼓励

温州市卫生局

二○○七年十二月

中国中医药研究促进会

Chinese Association for Research and Advancement of Chinese Traditional Medicine

证 书

郑润杰同志

为中国中医药研究促进会外治分会副会长

特发此证

中国中医药研究促进会

二○一八年一月二十八日

郑润杰主任荣誉证书

郑润杰骨伤科学术经验集

郑润杰 编著

科 学 出 版 社
北 京

内 容 简 介

　　本书共分上、中、下三篇及附方，从医事传略、经验撷粹、药物研究三个方面介绍了郑润杰医师的学术思想及临床经验。上篇包括成长成医之路、带徒传承国粹两部分；中篇从骨折、筋伤、损伤内证、骨病及其他骨伤科疾病方面收录了郑润杰医师的临床研究、医案，以及心得体会；下篇介绍了多味药物研究，以及郑润杰医师校正《浙南本草新编》的意见。

　　本书致力于将郑润杰医师的学术思想、临床经验及手法特技完整、真实地展现给读者。本书可供广大中医骨伤爱好者、在校学生阅读，也希望能给骨伤科临床及科研工作者提供一定的思路及指导。

图书在版编目（CIP）数据

郑润杰骨伤科学术经验集 / 郑润杰编著. — 北京：科学出版社，2018.8
　　ISBN 978-7-03-058388-8

　　Ⅰ.①郑… Ⅱ.①郑… Ⅲ.①中医伤科学－中医临床－经验－中国－现代 Ⅳ.①R274

中国版本图书馆 CIP 数据核字 (2018) 第 168585 号

责任编辑：潘志坚
责任印制：谭宏宇 / 封面设计：殷　靓

科 学 出 版 社 出版
北京东黄城根北街 16 号
邮政编码：100717
http:// www.sciencep.com

南京展望文化发展有限公司排版
北京虎彩文化传播有限公司印刷
科学出版社发行　各地新华书店经销
*

2018 年 8 月第 一 版　开本：787×1092　1/16
2019 年 11 月第三次印刷　印张：11 1/2　彩插：4
字数：250 000
定价：88.00 元
（如有印装质量问题，我社负责调换）

序　一

　　在当今追名逐利成风的时代，能像郑润杰医师这样，踏踏实实做学问、兢兢业业育人的少之又少。更难能可贵的是，该书反映出他坚持不懈地弘扬传统医学技术及文化精华的决心，这也正是郑润杰医师行医数十载的写照。

　　四十年来，郑润杰医师怀揣着对传统医学的热情，全身心地投入到中医骨伤科事业中，终有所得。许多经验总结令人拍手称赞，该书就是他探索路上的结晶。郑润杰医师师承浙南骨伤科名医狄仁农先生，后又跟随朱鹤先生及全国闻名的池永龙教授学习。他深知，一名好老师对于一名医学生学习生涯的重要性。因此，他担任全国基层名老中医药专家传承工作室指导老师，采用师带徒模式，培养中医人才。人常有云：一日为师，终身为父。但是，老师并不是真正的父亲，并不能常在身侧，授教终身，终有一日，学生还是要独自坐诊。这更使该书有了意义：立言著书，书常伴之，毕生所悟，尽数载之。师徒授受，世守师业，火尽薪传，延绵不绝，这便是中医的传承。

　　中医文化，源远流长，郑润杰医师在当下闪露出的点点星火，必然不会泯灭在历史的长河中，反而正是这点点星火，为浙派中医事业烧起浓烈的热情！

　　特此做序，以表其绩。

浙江省中医药学会会长
浙江中医药大学原校长
浙江省骨伤研究所所长

肖鲁伟

2018年3月

序　二

　　诚如孙思邈老先生在《大医精诚》中所说:"博学而后成医,厚德而后为医,谨慎而后行医。"博览群书,是成为一名医生最基本的要求。因受父亲影响,我自幼便酷爱读书。时至今日,家中藏书达万册,内容涉猎广泛,有伟人传记,有历史源流,有养生健康,最多的还是专业科研方面的书籍,藏书种类丰富且充实。至此,有人问:"博览无关医学之书,有何用?"笑答:"书无有用无用之分,读史而通古今,摩传而慧耳目,品诗而修正德。凡为医之道,必先正己,而后正人,否则即便满腹医书,也无善用之道。"

　　我出生于东南沿海的一座千年古县——瑞安,被称为"东南小邹鲁",历史上涌现出许多大家,如南宋"永嘉学派"代表人物陈傅良、叶适,元南戏鼻祖《琵琶行》作者高则诚,朴学大师、中国考释甲骨文第一人孙诒让等,我国最早的一所新式中医学堂——利济学堂也扎根于此。瑞安深厚的文化底蕴滋润着我,让我从小爱上了传统文化,也在潜移默化地影响着我,令我在传统道路上越走越远。1977年7月至1978年8月,我于中国东南著名的藏书楼之一——瑞安玉海楼担任文化讲解员,做这座小城文化魅力的传播者。1978年,我就读于浙江省统招五年制中医班,前三年跟师学习,后两年夯实理论基础,将传统中医内化于心。漫长的学习生涯自是坎坷万千,有幸得诸多名师指点,如瑞安市名中医郑中坚老师,他将中医内科知识倾囊相授,温州医科大学附属第一医院狄任农老师及附属第二医院池永龙老师,他们对骨科知识的指导,后又跟随原温州市东风医院骨伤科朱鹤先生进修一年。2002年,在浙江省中医院跟随潘志毅、肖鲁伟、华江教授进修学习。这些经历无不为我丰满了双翼。

　　所谓学以致用,用以促学,在从医路上,我勤勤恳恳,将所学用于临床,在临床完善所学,虽未敢狂言学有所成,但也已略有所悟。如临床常见的、具有手术指征的桡骨远段骨折,目前该病在西医里属于手术疾病范围,而我觉得不然。我意识到自己的所知远远不够,便开始了深入的钻研,纵览古籍,订阅杂志,与各大家们深入探讨,终有所成。我主持开展了《手法复位治疗陈旧性桡骨远段骨折》和《掌压复位法加压力垫夹板固定治疗桡骨远端fernandez分型Ⅲ型骨折的临床研究》课题,还发表了《掌压复位法加压力垫夹板固定治疗具有手术指征的伸直型桡骨远端fernandez分型Ⅲ型骨折60例的临床研究》《手法复位治疗陈旧性老年桡骨远端C1、C2型骨折》等论文。这些经历不仅帮助我在临床上增加了对该病治疗方法的选择,还吸收了该病最新的学术思想,提升了自己对该病的认知。此外我常常收集大量民间散存的单方、验方、手抄本,与各权威书籍进行校对,然后应用于临床,不仅使被埋没的方药重放光彩，还扎实了我的中医基础。再者我自创的用注射器制作的固定指骨骨折夹板，解决了困扰临床医生的传统的铝板夹板固定无法贴合不同个体指骨尺寸的问题。正是在深入理解传统治疗方法后作出的创新，令指骨骨折的固定有了更好的方法。前人有言：学而不用则废，用而不学则滞。学、用必须结合，两者缺一不可。

　　纵观历史上中医氛围最为浓郁的时候，思想的交流，学术的碰撞，曾涌现了无数杰出的医家，凝练了无数珍贵的财富，但流传至今，真正保存下来的却是少数，实乃憾矣！细细回想，我从医已有四十一载，学生无数，遗憾未能一一将所知尽数教之，也遗憾未曾将自己所有经验所感一一记录，实在不愿自己的所得仅我一人所知而淹没在岁月的洪流中，之后便开始着手整理记录各病案、论文等，遂成本书。为医之途，终生学习，不可废也，谨以本书与各学友共勉、学习。

全国基层名老中医药专家指导老师

北京中医药大学特聘专家

温州市名中医

郑润杰

2018 年 3 月

前　言

21世纪以来，人们的健康观念不断更新。随着交通工具迅速发展、工农业现代化程度提高，四肢、脊柱创伤病例数逐年增加。随着坐姿劳动人群越来越多，颈、肩、腰、腿痛病发病率不断攀升。虽然西医手术普及，但要求保守治疗的骨伤科门诊患者仍络绎不绝。郑润杰医师长期工作在骨伤科临床一线，积累了丰富的临床经验，在不断学习、积累、总结的过程中，开创出一套属于自己的独特的经验与手法，其独创的掌压法为患者带来了福音。

为传播中医火种，将宝贵的经验与技术传于后代，造福子孙，郑润杰医师收集、整理、编写了本书，主要通过医事传略、经验撷粹、药物研究三方面的内容，将其从医四十年的临床经验原汁原味地展示给读者。纵观本书，读者既可以一窥郑润杰医师独特的学术思想，又能身临其境地触摸到其在临床研究、临床验案的新思路和新技巧。让大家在感叹其专业之精深、学识之渊博的同时，又能从书中轻松地汲取所需的知识，充实丰富自身的临床技能水平。

本书有上海复旦大学附属肿瘤医院乳腺外科杨银龙博士、瑞安市中医院王兴民教授等专家参与编写，对一线临床工作者具有一定的借鉴作用。此外，还要感谢浙江省中医药学会会长、浙江中医药大学原校长、浙江省骨伤研究所所长肖鲁伟教授对本书给予指导和作序，感谢瑞安市中医院院长黄玉昆院长对本书编著给予的关怀和支持，感谢郑润杰医师的家人对其工作的支持，感谢郑舒心对本书重要章节反复的修改，感谢学生王林、孙豪楠对本书打字、编排工作的付出。

总而言之，本书既是一本反映郑润杰医师的学术思想、临床经验与科研水平的经验集，又可作为中医骨伤科乃至中医内科学子及临床医师的参考用书。由于笔者水平有限，书中可能存在不妥之处，特请广大同仁和读者批评指正。

郑润杰　陈毅

2018年4月

目　录

上篇　医　事　传　略

中篇　经　验　撷　粹

下篇　药　物　研　究

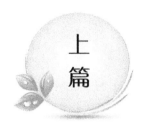

医事传略

第一章　成长成医之路

一、与书为友，其乐无穷

郑润杰医师是中医骨伤科主任中医师，与所有的医生一样，家里藏着一定数量的参考书，以便查阅，其中大多是医学专业的书籍；与其他医生不同的是，郑医师还是个普通的爱书人，除了购买大量医书外，他还拥有相当数量其他类别的书。爱书、买书、看书是他人生的一大乐趣。

郑医师认为，书是一种装点，书放在箱箧，于是有了书匣、书柜、书房、书斋。这是一个气场、一个氛围、一个让人静心的环境。真正让"过去"的书焕发"现在"的生命，是把书装在心里。不爱书的人，是永远不能把书装进心里的。

(一) 爱书如命，节衣缩食

郑医师的父亲是位兽医，也是个爱书人。郑医师还未识字时常常半夜里醒来看到他在油灯下看书，摘笔记。那时，郑医师就对看书萌生了极大的兴趣。

上小学后郑医师更是酷爱读书，简直到了如痴如醉的地步。郑医师小时候特别喜欢看小人书、小说，从小就"以文会友"，为了和别人交换图书看，他走街串巷，过村过户，和那些喜欢买书的小朋友成了"关系户"。他曾因为父亲不给钱买书而在书店里从早待到晚，家人急着到处找；也曾因为别人弄坏了他的图书打过不少于三次的架；还曾因为别人借了他的书不还而不再理那个小朋友。

到念大学时，郑医师眼界更开阔了。他在学校的图书馆里涉猎到更多的书籍，不再只是沉醉于人物故事情节的快感之中，开始广泛阅读当代著名作家的名篇佳作，对逻辑心理和高新科技类书籍也表现出了极大兴趣。但那时，郑医师的父亲刚去世不久，一家六口的吃、穿、住及兄弟姐妹的读书费用主要由母亲撑着，生活非常艰苦。郑医师酷爱看书却又囊中羞涩，他不忍心向含辛茹苦的母亲要钱，为了买到喜欢的书，只好从伙食衣着上节省，没钱买菜了就多吃米饭充饥，这使他的饭量变得特别大，成了有名的"饭桶"。好心的同学们纷纷用多余的粮票援助他，一分、二分、五分地积，每积几分，就把它放到盒子里。当盒子中的硬币积到二三元钱时，他就跑到书店买书。有时未等铅笔盒里的钱积足，郑医师喜欢的书就被人购走了，他会非常失望，心痛地如同失去了已属于自己的爱物。

成立家庭以后，郑医师与夫人白手起家，靠的是夫妻大学毕业后四年的共同积蓄及朋友亲戚的暂时资助，但这也未能影响他们星期天逛书店的爱好和出差成批买书的习惯。每次到北京、上海、洛阳等地开学术会议，或者偶尔出去旅游，郑医师总是背回一大捆一大捆的书。有一次,郑医师到大城市出差,就要离开城市准备回家时,路过了一家书店,看到书店里有许多他心爱的书,他顾不得囊中羞涩,将书塞满了整个袋子,等交了书款,才发现差点连回家的车费都没了。

(二) 潜心攻书,医术突飞猛进

《周易》云:"天行健,君子以自强不息。"郑医师从事医学事业四十一个春秋,虽未感狂言学有所成,但也已略有所悟。他发表国家及省级以上论文40余篇,临床看病颇有见解,深受患者尊重。但是,要扎实学好的基础课,旁通各家学说,还要掌握新时代的学术动态信息。自成体系,谈何容易!

为了扎实中医基础,郑医师常常上山下乡收集民间散存的大量的单方、验方、手抄本。某个冬天,郑医师在马屿江溪偶得一本封面已变黄的验方手抄本,万分惊喜。然而回家途中突然下起瓢泼大雨,他顾不得湿冷赶忙脱下厚外套,包好书小心放在腋下,才保存了下来。虽然事后郑医师得了重感冒仍然兴高采烈,女儿笑他是"书痴"。回家后他把此书与《神农本草经》《广西草药》等权威书籍进行校对,在临床上进行运用后证实是有效的方药。郑医师将其整理并撰写发表,使被埋没的方药重放光彩。

医生临证之余更需博览医学群书。读书需要时间,郑医师就尽量多挤一些时间。为了方便阅读,家里的一些地方都放上几本书,一有空就随手拿起来翻阅。床头、茶几、沙发、餐桌,甚至卫生间,都放一两本书籍、杂志,无事时就可以看一两篇。书读得多,便养成了爱思考、爱琢磨的习惯。偶尔遇到难懂的地方,郑医师就窝在书房里一字一字地推敲,一页一页地消化,思想还要跳出书本的圈子,结合自己的临床经验,大胆创新。郑医师身边总是随身带着几本书,方便时随处都可以拿出来翻翻,既可以打发无聊的时间,又令自己得到充实。

陈旧性桡骨远端骨折在西医里属于手术疾病范围,而他提出了质疑。郑医师为了钻研治疗该病,纵阅历代古籍,对一段段晦涩难懂的古代文献,逐一查字校对,各类又大又厚的字典辞海翻了又翻。鉴于该病是医学界探讨热点,郑医师订了8家医学杂志以掌握学术动态。日复一日,年复一年,郑医师深入临床,认真观察该病的变化,掌握临床第一手资料,初步探索出一套治疗该病的方法。为了证实自己治疗方法的可靠性,他利用参加国际、全国学术会议的珍贵机会,拜访了尚天裕、郭小淮、施杞等全国骨伤科权威医生,他们一致肯定郑医师目前取得的成绩,鼓励他继续研究。在不懈的钻研下,《掌压法治疗桡骨远端嵌插型骨折》课题被列为浙江省中医药科技计划科研基金项目之一。

郑医师在2007年被评为温州市名中医,论文顺利发表,获国际、全国论文奖各一篇。不得不说,爱书、看书起了极大的作用。

(三) 同舟共济,全家读书乐融融

不仅郑医师一人爱书如命,其爱人和孩子也乐于购书、读书。郑医师的爱人读书涉及面较广,喜欢经济学、社会学、哲学、成功学、养生等人文方面的书。她若是买到一本好书总要向周边的朋友们介绍一番。《积极心态的力量》《将中医进行到底》等是她的心中所爱。郑医师及其爱人也经常买上几本特别喜欢的书赠给好友。爱书的人喜欢与人分享自己心爱的书籍,这是由爱书人的那种善良的品质和开放的胸怀决定的。

郑医师的孩子受了父母的影响,从6个月开始就喜欢听故事、听音乐。稍大后,也喜欢看图画书、看文字书。听书、看书使孩子从小有了丰富的想象力,在幼儿园时就常常上台给同学讲她自己编的故事。长大后喜欢看书的习惯让她较同龄人更成熟,更喜欢思考,迷茫时,常求助于郑医师及其爱人。他们有时不会直接回答,而是推荐几本好书让她自己寻找答案,她非常喜欢这种民主的方式。

藏书使家庭有良好文化氛围,每当郑医师及其爱人看到好的书或文章,会给对方大声地读上一段。有时郑医师夫妇和孩子三人很安静,有时也会为一个问题争得面红耳赤,偶尔孩子的发言也会说得郑医师哑口无言。

现在,郑医师家已有了两个专门的书房,郑医师把其中的一面墙壁都做成了书柜,各种书籍已摆满了书柜,不得不经常更新。

藏书那么多,是不是每本都读?怎么样才能把它们读完?有位朋友参观了郑医师的书房后说:“你那么多书,恐怕到死都读不完啊。”郑医师哈哈大笑,说:“书不一定每本都要读完,有的读三分之一,有的读三分之二,有的全本读完,有的反复阅读,读不完也不要紧,把它当做精神财产留给子孙后代去品尝,也是一件美事。”

(四)藏书读书,造福社会

从以兴趣为主的读书、购书,逐渐转变为以专业性为主的购书、藏书,郑医师家现藏书一万八千余册。读书拓宽了郑医师的视野,他连续6届担任市政协常委员,提交政协提案90余篇,其中5篇提案评为优秀提案,一些提案被采用,产生了较好社会效益、经济效益、生态效益;读书开发了郑医师的智慧,他撰写的短篇格言,入选了中国文史出版社2008年出版的《中外哲理格言》一书;读书使郑医师的专业精益求精,40余篇专业论文在国家及省级刊物发表,46篇医学科普文章在有关报刊上发表,主编《中西医临床诊疗全书》骨科分册(2007年由中医古籍出版社出版),主编《语言行为与人体健康》一书(2010年由军事医学科学出版社出版,全国新华书店发行)。郑医师现任浙江省瑞安市中医院骨伤科主任,全国基层名老中医传承工作室指导老师,北京中医药大学特聘临床专家,温州市名中医,中国中医药研究促进会外治分会副会长,世界中医药学会联合会脊柱健康分会常务理事,浙江省中医药学会整脊分会副主任委员,浙江省中医药学会骨伤分会委员,瑞安市政协常委委员。妻子连续四届被评为青年专业人才,并被推上领导岗位,多篇文章在国家级刊物上发表,多篇政协提案被评为优秀提案,人大议案被评为优秀议案。家庭的中医书籍还熏陶了郑医师女儿的专业兴趣,温州中学毕业后,她以坚定的专业志向考取了中医药大学。

二、辨证合参,提高疗效

在2003年全国抗击“非典”的非常时期,中医药治疗效果明显优于西医,这是个典型例证,并得到了世界卫生组织高度认可。当时,全世界对"非典"流行的病原体还未确定,广州中医药大学附属第一人民医院根据中医"辨证施治"实施治疗的"45例非典患者,无1例死亡,而西医药治疗的死亡率却高达6%,且平均费用是中药治疗的30倍"(联谊报2005年11月24日第2版"中医学是超前的人体生态科学一文")。这举世瞩目的治疗效果,是中医辨证思维在临床上的体现。

荣获2005年联合国国际交流医科大学颁发的诺贝尔医学提名奖和世界传统药学杰出成就奖、被聘为美国中医科学院院士的徐继康教授说"中医是国粹",在治疗疑难方面具有独到之处,如癌症、乙肝、糖尿病、不孕不育症、癫痫系统性红斑等。21世纪以来,中医药以其自身的科学价值和强大的生命力,不断向世界范围进行传播。据统计,中医药已经传播到120个国家和地区,中医药工作者走出国门,通过开诊所、办学校、搞研发,融入当地社会,为当地人民医疗保健服务,赢得了他们的理解和支持,中药的研发生产、私营销售已造就了一支约有几十万人的国际事业队伍。中医药已在国内外形成了一股不可忽视的医疗保健力量。

(一) 中医的整体观

在健康状态下,人体内部各组织器官、各物质成分之间都是协调平衡运转的,当各种外界和内部的因素导致人体的这种动态平衡被破坏时,人体就会出现各种不适,这就是疾病。平衡被破坏的环节和程度不同,出现的症状也就不同,所以这个症状和人体内在平衡的状态是直接关联的。也就是说,不同的症状反映的是体内平衡被破坏的不同环节和程度。中医学正是从这个角度出发,探索和研究各种疾病症状和人体内在平衡之间的关系,最后实现通过疾病的外在表现来推断人体内在平衡状态的目的。望、闻、问、切这些方法都是用来获取疾病外在表现的重要手段,通过这些手段,可以判断人体内在平衡状态,从而抓住疾病的本质,对疾病的治疗提供最为可靠的依据。中医学这种整体平衡来认识疾病的方法,更符合生命科学的法则。

(二) 正确对待化验结果,"望、闻、问、切"是关键

人体作为一个复杂的有机体,不但有很多我们现今的科学还无法认识和检测的物质,对各物质之间的互相联系与作用更知之甚少,而且能检测到的物质,不同个体之间也存在着非常大的差异。现行的西医学各种检查化验的指标往往是一个统计学处理后的参考范围,它并不绝对,它只告诉我们这种存在,至于在每一个具体的患者身上,它是否直接意味着疾病,值得商榷。因此,正确看待化验检查,再通过望、闻、问、切,在中医"辨证论治"的理论指导下,合理运用化验检查手段,使之服务于"辨证"过程,也将使中医得到新的发展。这是一种很好的临床诊疗思路。

(三) 建立正确的临床诊断思路方法,抓住主要病证而辨证

一个患者有两种或多种看起来彼此独立的重要症状,需考虑各自鉴别诊断的范围,那

么就要从多方面相互重叠的可能疾病中,选择一个能够涵盖全貌的诊断。正常的诊断要从正、反两个方面去验证,要先考虑常见病,实在不行再想少见异变的可能性,病理解剖和病理生理上要能够解释。掌握一些基本知识,特别是基本概念,在此基础上,获得新知识,积累新经验。

(四) 从病变发展过程中认识疾病

疾病的过程是一个不断变化的过程,虽然是一种病,根据个体和条件的不同,会有不同的变化。就是说,同一个疾病也会随着时间的迁移而不断发展,更会因治疗而引起变化。总之,必须把疾病看成是动的,而不是静止的过程,辨证治疗才能得心应手。

(五) 个别的症状,有时是辨证的关键

有些患者,四诊所得,各有所主,望诊、问诊是虚证,闻诊、切诊又似实证,甚至每一诊所得也有错杂征象,辨证互有抵触,不能得出一个统一的结论。这种情况下,可以按照八纲辨证的方法,从复杂的病证中,根据个别能够反映整个病机的症或脉或舌,给予辨证的结论。

(六) 辨证与辨病的关系

证和病,两者有密切的关系。有这样的病,便有这样的证。但不同的病,也常常有相同的证。辨证—辨病—辨证,是一个诊断不断深化的过程。我们不能只以"辨证"为满足,必须既辨证,又辨病,由辨病再进一步辨证。有关辨病的方法,需要向临床各科学习。各个临床科室,经过无数的实践研究,对每种病的病因、病机、辨证、治疗,已掌握其一般规律,所以,医生学习诊断学之后,还要学习临床各科,才能胜任诊治工作。

上述是郑医师参照有关资料写成的临床与辨证思考,来提高中医治疗效果的六点认识,供大家相互学习。

三、学术思想荟萃

郑医师随狄任农教授进修,狄任农教授随师魏指薪教授。郑医师从小受家中医学文化的熏陶,在初中时期就参加了中医班,学习中医知识一年,1978年被浙江省卫生厅特招为五年制中医班系统学习,跟随全国著名医生池永龙教授进修一年,还跟随浙江省中医院及浙南地区多位名医进修学习。从事中医骨伤科临床诊疗40余年,他对中医整骨保守治疗造诣较深,博采众长、经验丰富,独创掌压法,对小夹板外固定有独特治疗经验;辨证谨守病机、治病求本,内外兼治、重视外治,对于妇女儿童患者、注重护脾胃;推崇治未病思想,防病需强身健骨、自我按摩锻炼。从《黄帝内经》中谈中医的生命观,从中医基础论中对四诊有新的看法。现将其学术思想总结为以下八点。

（一）博采众长，独创掌压法

1. 衷中参西，博采众长　　郑医师从医以来一直坚持认为，中医医生熟练掌握西医学解剖、生理、病理知识非常重要。在临床上都要求自己及学生在认真学习中医知识的同时，熟练掌握西医相关的解剖、生理、病理知识，不断学习接受新仪器、新技术、学术新进展，将中西医知识融会贯通，为本专业做强、做大提供保证。

郑医师平时认真学习古典专著，对中医保守治疗不断有新的感悟。他认真学习了肾主骨、肝主筋、脾主肌肉，以及气伤痛、形伤肿等学说和论述，其开的处方能体现出中医的整体观。《肘后救卒方》中首先记载了使用夹板固定骨折，指出固定后伤肢"勿令转动"，以避免骨折重新移位，同时夹缚的松紧要适宜，郑医师对此甚为称赞；蔺道人在《仙授理伤续断秘方》中系统地总结了骨关节损伤的诊治经验，对骨折采用手法复位、夹板局部固定、功能锻炼和内外用药治疗，郑医师对此有深刻体会。可贵的是，郑医师临证十分讲究手法，根据《医宗金鉴》书中记载的30多种各部位骨折脱位，其强调在手法复位前要"知其体相，识其部位，一旦临证，机触于外，巧生于内"，归纳了"摸、接、端、提、推、拿、按、摩"正骨八法，指出整复时手法要轻、巧、稳、准，达到"法之所施，使患者不知所苦"，在固定方面强调"制器以正之，辅手法之所不逮，以冀分者复合，欹者复正，高者就其平，陷者升其位"等历代手法，通过临床诸多骨伤病例，从而摸索出新的掌压法，其方法在浙江省骨伤年会、温州市骨伤分会年会上作发言报告。郑医师拥有中医治疗骨折的丰富经验并将之广泛推广，其将《伤科手法治疗图解》《颈椎保健按摩挂图》等著作翻译成英文流传至国外。

40年来，郑医师认真学习、应用现代科学技术，整理发掘中医正骨学遗产，按照动静结合、筋骨并重、内外兼治和医患合作的骨折治疗原则，使多数新鲜骨折可以用不加重局部损伤的闭合手法复位，不超关节的夹板局部外固定及患者主动功能锻炼的方法治疗。对踝、肘关节和腕舟骨骨折等关节内骨折的治疗有了改进；对陈旧性骨折畸形愈合、延迟愈合和不愈合的治疗，以及感染性、开放性骨折的治疗取得了较大的进展。对桡骨远端骨折的整复方法和对指骨骨折的外固定有了进一步的改进和创新。

2. 自强不息，敢于创新　　郑医师认为做人只有自强不息，日夜奋斗，才能被人尊重。经常把"内练精、气、神""打铁全靠自身硬"作为座右铭，勉励学生钻研医术，不断提高创新能力。他在治疗骨折时，会熟练辨证，选择最佳手法施治不同类型的骨折。有时碰到疑难病例，他会想尽各种方法，努力争取为患者达到最佳愈合效果，决不会轻言放弃中医方法。40年前郑医师刚毕业不久，碰到疑难骨折病例，为了提高保守治疗正复成功率，常在X线透视下整复骨折，把骨折整复到最满意为止。但他付出了很高的代价，有一次甚至白细胞计数下降到3.0×10^9/L以下。对来就诊的患者，能达到功能复位的，他建议患者尽可能减少有创性治疗。对于临床实践工作，他又是个"工作狂"，门诊时有一天看了多达128人次，医院里普通工作人员每周上班五天，他却放弃周六休息时间，在医院上班为患者看病；有时候在休息日，接到某偏远地区个体伤科诊所或基层卫生院医生碰到疑难骨折患者来电话要求他"拔骨"的，他总是放弃休息时间，乐意为患者诊治伤痛。在他的努力下，瑞安市中医院中医骨伤科闭合整复保守治疗骨折,在瑞安市及周边县域,乃至温州市享有美誉。

郑医师反复研究中医骨伤正骨手法,结合自己的临床经验,及时总结经验。他的论文《手法复位治疗陈旧性老年桡骨远端C1、C2型骨折》发表在国家级《中医正骨》杂志上,具有较高学术水平;论文《无痛捻刺法治疗甲下血肿》获得瑞安科技创新进步奖。他的《手法复位小夹板固定加压力垫治疗儿童胫骨下段斜形螺旋形骨折》一文于2017年发表于《广东医学》,《掌压复位法加压力垫夹板固定治疗具有手术指征的伸直型桡骨远端fernandez分型Ⅲ型骨折60例的临床研究》等被《中医杂志》录用。2009年夏天,《温州都市报》名医风采栏目记者采访报道了他治疗骨折的新理念,这些都得到同行的一致好评。健康浙江栏目对郑医师带教韩国留学生做了专题宣传;2017年9月9日在世界中医药网岐黄天下新闻频道播出《大龄“韩国姐”来温州拜师学医,自称有很深的中医情结》,被广为宣传。对于学术理论,他认为只有不断创新,才会有学术生命价值。一个学科,一种理论,如果没有创新,就没有发展。郑医师在业余时间购买并查阅了有关历代中医骨伤手法相关的190多种古籍,还学习了近代相关手法流派,在传统“八法”“十法”的基础上创新发展了掌压法治疗桡骨远端嵌插型骨折、肱骨髁上骨折。其中掌压法治疗桡骨远端嵌插型骨折被立为省级研究课题。郑医师自临床以来,勤学古训,积极思考,吸取前人经验,融会贯通,理论联系实际,于实践中不断创新,正所谓“师古而不泥古”。

(二)谨守病机,治病求本

在临床诊治骨伤疾病时,也要追求疾病的根本原因,“治病必求其本”。《黄帝内经》中就提出“本为阴阳”,认为阴阳失调是疾病发生的根本原因,而治病求本也就是求之阴阳。骨伤科的基本病机是局部经络阻塞,气血凝滞。《灵枢·痈疽篇》曰:“邪客于经络之中则血泣,血泣则不通。不通则卫气归之,不得反复,故痈肿。”而《黄帝内经》中又提到邪气侵入人体,根本还是因为正气不足。在疾病发展过程中,还要掌握“急则治其标,缓则治其本”和“标本同治”的原则。《素问·阴阳应象大论》曰:“治病必求于本……知标本者,万事万举,不知标本者是为妄行。”例如,痛风病确定病邪的同时,采用放血治疗,标本同治。汪机提倡“治外必本诸内”,如外伤后期的肿胀,属于虚肿,常用归脾汤或补中益气汤治疗,内外标本兼治。中医骨伤科之治病求本,首先要认清整体和局部的辩证关系,无论是急性病还是慢性病,都要寻其本质,将四诊所得的材料信息加以分析,掌握病症的标本、轻重、缓急,标本兼顾,将治标与治本相结合,才能正确施治,提高临床疗效。

(三)妇女儿童患者,更需护脾胃

人们常认为,骨伤科看病用药都会伤胃气、伤血,使有些妇女有病拒绝中药治疗。有些家长认为儿童服用骨伤科药,会影响发育,很难接受治疗。

郑医师认为,骨伤科疾病,如软组织损伤、滑膜炎疾病、颈肩腰背痛、增生性关节病等,治疗疾病的同时要顾及脾胃,特别是妇女、儿童,也要视本人的体质,还要区别寒热虚实。他认为,一切痛风、滑膜炎的疾病,后期与脾胃有密切关系,脾主肌肉,治疗时我们要重视脾胃。

脾胃为人体生命活动之本,即为后天之本,后天水谷滋养先天之气,先天之气盛,则胃气自充,四肢关节得以强健。因此,在临床中要注重固护脾胃之气。若脾胃虚弱,则无力运化水湿。内生湿热,循经外溢于肌肤腠理,导致经络阻塞不通,气血凝滞而生痛风、滑膜炎、化脓性关节炎等。总之,脾胃功能是否强健,与痛风、滑膜炎、化脓性关节炎的发生及预后有着重要关系。《外科枢要》中提到胃强则"气血凝滞者自散,脓瘀已成者自溃,肌肉欲死者自生,肌肉已死者自腐,死肉已溃者自敛"。在治疗上提倡治疗痛风、滑膜炎、化脓性关节,应当健脾养胃,强调胃气的重要性。

郑医师认为,妇女由于月经、妊娠、分娩、哺乳的特殊生理活动中,均易消耗阴血,致使机体处于阴血不足,气常有余,气血相对不平衡的状态。气血是维持人体生命活动的基本物质,脏腑功能降低会影响气血变化,而气血功能不足会导致脏腑功能降低。在《黄帝内经》中载:"今妇人之生,有余于气,不足于血,以其数脱血也。"郑医师把阿胶作为妇科常用药,体现重视妇人以血为本的治疗原则。在《医宗金鉴·正骨心法要旨·内治杂证法》亦提到:"今之正骨科,即古跌打损伤之证也,专从血论。须先辩或有瘀血停积,或为亡血过多,然后施以内治之法,庶不有误也。夫皮不破内损者,多有瘀血破肉伤大,每致亡血过多。二者治法不同,有瘀血者宜功利之;亡血者,宜补而行之。但出血不出多,亦无瘀血者,以外治之法治之,更察其所伤上下轻重浅深之异,经络气血多少之殊,必先逐去瘀血,和荣止痛,然后调养气血,自无不效。"故伤科也要注重妇女的气血状态。医生根据幼儿不同时期的特点,用不同的药物的性质来选择中药性质温和、标本兼治、相对不良反应小的中药治疗。对于婴幼儿,不同的病情要采用不同的方法治疗,特别是针对需要施予手法的患儿,还要注重技巧轻柔。

(四)内外兼治,重视外治

我们的祖先在数千年临床医疗实践中,总结了很多内、外用药的方法和丰富的剂型。内服药有汤剂、散剂、丸剂、片剂、膏剂、丹剂、药酒等;外用药有药膏、膏药、散药、搽擦药、熏洗药、热熨药等。治疗骨折时均可充分选择使用。吴师机在《理瀹骈文》中明确提出:"治虽在外,无殊治内也。"亦提出:"外治在理,即内治之理。外治之药,亦即内治之药,所异者法耳。其医理药性无二,而法则神奇变换。"骨伤科内治也是以四诊八纲作为依据,内服汤药是从整体观念出发,辨证论治用药,外治法也要辨证施治,按疾病不同阶段采取不同的治疗方法;对不同的病证,选择不同的方药。

中医骨伤科外用药根据骨折愈合过程,以三期辨证治疗为基础,再根据具体状况、年龄大小、体质强弱、损伤轻重、受伤部位进行论治。外敷药早期予以活血去瘀,舒筋活络。中期应活血舒筋,调和气血。后期宜补益肝肾,强筋健骨。中医外洗,各家学说各有千秋,郑医师使用的中药外洗颗粒冲剂用于四肢关节软组织陈伤,疗程短、费用低、无须开刀(中药治疗)、病愈后不复发。本发明药物的使用方法为:中药配方颗粒直接倒入装有水温90～100℃,水量2 000～2 500 mL的盆中,搅拌至颗粒完全溶解,利用热蒸汽熏蒸患处,等水温下降,能为人体耐受时,浸泡擦洗按摩患者,熏洗时患者主动或被动活动患肢关节。每剂药用等凉时不用,每天熏蒸2次,第2次用时加温。15～30天为一个疗程。使用15天后的临床体征与症状明显改善,30天后基本痊愈。本发明是彻底治疗四肢关节软组织陈伤的最佳药物,也是目前临床上最先进的治疗四肢关节软组织陈伤的新药。

(五)防病治病强身健骨,自我按摩锻炼

防病治病强身健骨,自我按摩以不同的按摩与自我锻炼的方式,来达到未病先防和已病防变的目的,对增强身体抵抗能力、防止疾病的发生,起了重要的作用。祖国医学中的养生术、导引术、按蹻术,都有治未病的功能。华佗曾编"五禽戏""八段锦",至今还流传运用,长期坚持这些动作,对某些慢性病确有明显疗效。祖国医学认为:动为刚,经疏畅,动能生热,热能暖经。又如体力劳动颈肩腰腿痛与膝关节疼痛的患者,在给予手法治疗的同时配合自我按摩与功能锻炼,起到了"弯腰练肾功,摇晃关节松,气血能流通,防止腰腿痛"等作用,确有至理。通过自我按摩锻炼可达到改善全身和内脏血液循环的作用,使全身关节、肌肉得到锻炼,新陈代谢旺盛,增加肺活量,调节神经功能。针对骨伤科颈腰椎病、肩关节周围炎、腰肌筋膜炎、膝关节痛等慢性疾病,郑医师创新发明了《颈椎保健按摩挂图》《肩关节保健按摩挂图》《腰椎保健按摩挂图》《膝关节保健按摩挂图》。汉代华佗曾对"自我按摩"作过精辟的论断,他说:"动摇则谷气得消,气血疏通,病不同生;譬如户枢终不朽也。"俗话说:"人之生,要活动,身不动,筋骨痛"。针对上述疾病,如肩关节疾病(肩关节周围炎、肱二头肌长头肌腱炎、冈上肌炎、冈下肌炎、肩关节半脱位、肩部废用性或麻痹性肌萎缩、肩关节周围软组织损伤后期、上肢骨折康复等)、膝关节疾病(膝关节骨性关节炎、膝关节脱位与骨折、膝关节韧带与膝关节半月板损伤后期、膝部废用性或麻痹性肌萎缩、膝关节周围软组织损伤后期、膝关节手术后僵硬、膝关节置换术后、下肢骨折等)、颈椎疾病(颈椎生理曲度异常、颈扭伤、颈椎间盘突出症、退行性颈椎病、颈椎管狭窄症、慢性颈背筋膜炎、颈椎浅韧带劳损、颈椎骨折术后康复等)、腰椎疾病(腰椎间盘突出症、腰肌劳损、腰背筋膜炎、腰椎管狭窄变性等)适当配合按摩锻炼,防病治病具有十分重要的意义。

(六)小夹板外固定

小夹板外固定治疗骨折已有几千年的历史,历代各时期的医家积累了丰富的临床经验。对整复后的固定,早在唐代就有蔺道人主张用杉树皮作夹板固定骨折处,以免发生动摇,直到骨折愈合为止。清代《医宗金鉴 正骨心法要旨》中指出:"制器以正之,用辅手法之所不逮""或用器具,与形体相得,随机变化可也",并叙述用各种矫形器械及支架,如夹板、通木、腰柱、竹帘及抱膝等作为骨折整复之固定器具。

骨折整复后,必须进行固定,方能使已整复的骨折保持在良好的位置,直至骨折端愈合,关节脱位整复后和急性筋伤,为了有利于筋肉、关节囊的修复,常也需要进行固定。选择夹板,是采用不同的材料,如杉树皮、柳木板、硬纸板等内加衬垫制作而成,这是因为这些材质具有一定的可塑性、韧性、弹性和易透性,是制作外固定的材料。还有正确使用固定垫,常用的固定垫有平垫、塔形垫、梯形垫、高低垫、葫芦垫、横垫、合骨垫、分骨垫等,使用时应根据骨折再移位、成角畸形的发生而定。对于扎带,捆扎的松紧一般以布带捆扎后

能在夹板上左右移动 1 cm 为标准。对于夹板固定后的注意事项,要注意观察肢端血运,如颜色、温度、感觉及肿胀程度等,特别是对于闭合性骨折整复,整复夹板固定后,密切观察肿胀情况,比观察患者局部颜色、温度、感觉显得更为重要。因为在临床上,肿胀到达一定程度后才影响血管的血液循环。血液流动的改变,可使血管末端的肢体颜色变化,体表的温度随之变化,如果肿胀进一步加重,会使压迫神经,出现感觉异常。所以整复后,医生会要求患者留院观察 1 ～ 4 天,及时松紧绷带,有的患者会出现张力性水泡,有的患者 7 天左右才会出现水泡,也要引起注意。要经常调整扎带的松紧度,一般在复位固定后的 3 ～ 5 天内,因复位的继发性,要经常检查保持扎带在夹板上左右有 1 cm 的正确移动度。到 2 周后肿胀消退,夹板内压力趋向平稳。夹板固定的压垫处、夹板两端或骨突处,应及时进行检查,防止产生压迫性溃疡。功能锻炼必须遵守不增加损伤为前提,以恢复肢体固有的生理功能为中心。

对于肱骨髁上骨折,肿胀不甚明显且无张力性水泡出现者,运用手法整复、小夹板外固定,一般均能收效。在固定期间应密切观察患肢的血液循环状态,以防出现因骨折引起的前臂缺血性肌挛缩,也称伏克曼缺血性挛缩。对移位明显、固定失效的病例,或在固定过程中出现张力性水泡者,应及时调整松紧度或改用牵引疗法。

(七)从《黄帝内经·素问·上古天真论》谈中医的生命观

从古至今,我们民族的生命观念中,离不开对长寿与繁衍生息的追求,无论为长生不老、还是为求子多子,历代的人们为此尝试了许许多多的办法,甚至形成一种沿袭的意识形态。在《黄帝内经·素问》的第一篇上古天真论中,黄帝与岐伯便讨论了人"如何度百岁""如何有子乎",甚至"如何老能生子"的问题。这是中医文化中人们对生命质量的要求,也是中医生命观所引申的"养生"概念。

1. 颐养生命,形神合一　　《黄帝内经》上古天真论开篇比较了为何上古之人能活上百岁还形体无碍,但当时的人年半百便形体虚衰的原因。长寿的秘诀不过是遵循自然规律,掌握方法:"食饮有节,起居有常,不妄作劳"——有节制、有规律、不过分也不缺乏的生命活动与生命形体相合,才能首先让人达到天赋的年龄。"恬淡虚无,真气从之,精神内守,病安从来。"——保持一个好的心境,稳定的情绪,淡然自由的生活态度,让人气机达畅,是人的意识、情感、心理状态与生命形体相合,让人不受内外各种因素的伤害而能享受天年。

这与现代产生的生物钟学说是相合的,如今提倡健康长寿,要求顺应生物钟、保养生物钟、维修生物钟。对此,有这样一个典型的案例:英国查理一世时期有一位长寿的老人,国王想见一见这位难得的老人,派人从老人家乡请老人到皇宫尽情吃喝玩乐。然而生活规律和心态的骤然变化使这位老人在一周内死去,享年 152 岁 9 个月。因此有著作提出人们长期定时的良好起居习惯会建立良性的条件反射,称为"动力定型",对保证健康和提高活动效率十分重要,而情绪上的波动是干扰使生物钟运转失常的一大重要因素。颐养生命,《黄帝内经》便指出,要调养形体,调养日常起居,调养精神状态。上古真人能调节呼吸,吐纳天地清气,锻炼身体于外,持守精神于内,超然独立于世,尚能长寿于天地之间。一个长寿的人不见衰老之态,是他健康的"神"在完好的"形"上的体现,而完好的"形"又依赖于健康的生活方式与精神状态。这便是中医生命观中"形神合一"之说。

2. 生命阶段，肾气主之　　岐伯根据人体所表现的生理特征，诸如齿、发、筋骨、面色等，将人的生命过程划分为不同的阶段，并且其中贯穿了一样微妙的物质——肾气。在中医的生命观中，人体有着自身的生命规律，是与天地自然的生、发、收、藏相似的生、长、壮、老、已；人类的生命进程在不同的年龄段有不同的生理状态，或生长发育或衰老退化，有着相应的特征与规律，并能在疾病的发生中也起到指导治疗与预防的作用。顺应规律，是颐养生命的重要方法。

女子七岁一个阶段，男子八岁一个阶段，男女特征有别，但归宗是肾气的从稚嫩到充盈到衰落到枯竭，影响了生理特征的变化。中医理论中对人的身体的认识形成了"藏于体内的脏腑及其表现于外的生理病理征象及其与外界环境相通应的事物与现象"的藏象之说，其中五脏之一的肾被视为"先天之本"。"精"与"气"也是中医理论中对人体生命的特殊认识。肾之精化气，控制着人体的生长发育与生殖能力：人从幼年生长至壮年，肾气从稚嫩充盛至饱和，人体各方面的机能也逐渐发育到盛壮的状态，以此又以天癸表示人体促进生殖的精微物质，随着肾气充盈产生，预示阴阳相合，男女相媾，可有子。

对于"女七""男八"的生命周期数理，后世有从周易、卦象、天文的角度进行阐发解释，强调人与自然的统一性。现代研究有血液流变学指标来验证这一时间周期符合人体生理功能的阶段性变化，用女性血清雌激素水平及外周血白细胞 ER-β 的表达来验证女性衰老确有这一生物学独特表征，还有从自身免疫识别状态和老年白内障的角度上的验证。现代研究认为，"天癸"的现代实质包含促性腺激素与人体神经内分泌免疫系统密切相关，且可视为关于遗传物质及其复制与调控的假说，进一步有研究提出乳腺癌、前列腺癌的发生与"天癸竭"有着密切关联，天癸学说在对其预防与治疗有很大的借鉴运用价值。

3. 合于天地，生生不息　　传闻中上古的真人、中古的至人、圣人、贤人，都是能把握、顺应天地运行，阴阳变化的人。在中医文化中所推崇的这些至真至圣的人，所体现的生命观并不仅仅是为了活的足够长，而是一种与天地相合生命境界。加上前文所提形神一体的观念，文中对四种人物的叙述强调了人处于天地自然之间，能够把握自然规律，根据四时变迁、日升日落、斗转星移而起居劳作，"呼吸精气""视听八达之外"，顺于自然，顺于生命规律，而能得"天地之灵"；而人有了社会身份，在社会之中，或独善其身，或适嗜欲于世俗之间，保持自己恬淡虚无的本心，不使自己的形体受事物劳累，也不使自己的精神受负担干扰，而能得"生活之安"。

人自身的统一、与自然的统一、与社会的统一，这是中医理念中重要的整体思想。人源于自然，唯有与天地自然相合，调和自身，方能生生不息。现代研究一般认为，生物节律的形成，是生物体在漫长的进化中受地球自转、公转以及月球公转影响而产生的适应性结果，其中，最基本的睡眠和觉醒、心率的昼夜变动、血压、体温、尿量、人体体力、情绪和智力等基本人体生命节律就是人体自身生理调节与顺应自然环境的共同作用。中医文化中所认识的生命是统一且普遍联系自身与环境的关系的，所形成的生命观也贯穿于中医学的各个方面。

（八）从中医基础论谈四诊新的看法

望闻问切仍然是中医诊断疾病的极其重要方法。在现代社会，中医看病除了必要时结合现代先进的诊断仪器外，还需要医生精湛的医术，医患之间密切配合，多注意以下几点也会对医生的正确诊断有所帮助。

1. 要把症状、体征（肿块等）发现、持续时间讲清楚　　问诊是医生了解病情和病史的重要方法之一，在中医"四诊"中占有重要地位。医生通过与患者的谈话，将疾病的有关内容和性质进行综合概括分析来初步诊断是什么病，因此问诊是诊断的基础，要求就诊者把自己觉得最痛苦的症状或不舒服的体征讲清楚，特别要讲清发病的时间。如妇科，有些未婚患者，对是否有过性生活遮遮掩掩，该讲的症状、病情不讲清楚，医生难以确诊，甚至被误导，浪费不少精力。此外，由于医生对每个病的诊检时间有限，患者不妨在就诊之前仔细回忆好自己的发病过程，还有在陈述病情的时候抓住主要问题，简明、扼要，既不要漏掉重要的信息，又不要啰唆、东拉西扯、答非所问。

2. 不要用芳香水、吃有气味的食物　　嗅气味是中医闻诊的内容之一，主要是嗅患者的异样气味，帮助分析病位所在的病性的寒热虚实，甚至一些特有的气味能基本确定诊断方向，如消化道溃疡患者有时就会出现口气腐臭；而汗液中的芳香味，常见于糖尿病出现酮症酸中毒。如果使用芳香类的香水、气味浓烈的护肤品或者吃了大蒜、口香糖、酒、柑橘等食物，就会把特有的气味掩盖，对诊断不利。

3. 不要喝酒、不要即时运动、闹情绪　　切诊是中医常见诊法，即脉诊，医生用四指按在患者腕关节掌侧面的桡动脉，体会动脉搏动的部位长度、至数节律、力度流畅度等，来了解患者全身脏腑功能，气血、阴阳的综合信息。脉诊依靠医生手指的灵敏触觉加以体验而识别，如果患者刚喝酒，刚运动搏动未能恢复，情绪剧烈波动，这些细节即使对脉搏造成的微小影响，都会对诊断造成误导。此外，不宜饭后就诊，因为饭后脉象多洪缓。

4. 不要化妆、刮舌苔、饮食染舌苔食物等　　望诊即运用医生的视觉对患者外部情况进行有目的的观察，以了解健康状况，测知病情的方法，被列为四诊之首，其中望面色、望舌占有重要地位。正常人面色微黄，红润光泽，如果就诊者化妆，医生就难以观察患者本来的面色，特别是肝胆疾病、贫血、肺结核患者，而浓妆后，掩盖了原有病色的本质。正常人唇色红润，黏膜薄而透明，其色泽变化比面色更为明显，因此涂口红会造成医生无法从嘴唇观察人体气血的细微变化。正常舌苔是舌面附着的一层苔，刮了看不到原有的舌苔，就碍于判断寒热虚实，模糊推断病证性质的根据。饮用酸梅汤、咖啡、葡萄酒或含有陈皮梅、盐橄榄及含铁的补品等，往往使舌苔染成黑褐色或茶色；吃鸡蛋黄、橘子、柿子及黄连粉、呋喃唑酮、维生素 B_2 等，常使舌苔变黄；喝牛奶、豆浆等乳白色食品，容易使舌苔变白腻，吃花生、瓜子、核桃，也会使舌苔白腻。某些食物同样会对舌质有影响，如吃辣椒等辛辣的食物、喝酒、喝浓茶和果汁会使舌质变红。若患者已进饮食，疑似染苔，可令患者以温水漱口，除去染色，最好在进食后一小时再去就诊。此外，涂指甲油会使医生无法观察甲色、甲态；佩戴有隐形眼镜，特别是有颜色的隐形眼镜，对医生观察患者目神、目色和目态有较大的影响，应尽量改换框架眼镜。

四、医坛孺子牛

如果你问郑医师，他想得最多的事是什么？郑医师就会毫不犹豫地说："医好患者的病。"

这绝不是套话。郑医师已在医疗战线上默默奉献了41个年头。据记者在瑞安市中医院采访，郑医师工作以来，他全部的值休、年休照样上班。从医至今假期累计达960天，相当于3年的工作时间，奉献是他人生的主旋律；医治患者的病，解决各种疑难病症是他人生的最大趣（图1-1）。

郑医师是瑞安市政协常委、连续两届瑞安市优秀青年专业人才称号的获得者。在工作上，他总是孜孜不倦地学习，善于创新，善于总结。他作为浙江省2名代表之一赴江西庐山参加中华全国特种诊法学术会议，他顾不得欣赏庐山的优美风景，埋头向老专家学习国内已濒临

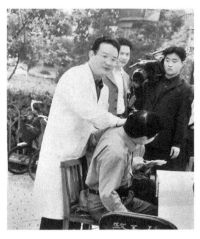

图1-1　郑医师义诊

失传的虎针治疗法。学成以后，他大胆在工作实践中应用，疗效很好。近年来，郑医师先后在国家级、省级刊物上发表论文十余篇，其中有一篇论文获全国中医特色诊疗专方专药比赛一等奖，一篇被全国医学著作评奖委员会评为二等奖。郑医师能学以致用，学术与实践相结合，患者对其评价较高。

2017年，郑医师被评为温州市医风医德先进个人，瑞安市最佳中医师。像他这样知名度的人，科室从来都是门庭若市，但郑医师考虑最多的是基层的那些贫苦的患者。1987年8月，文成县一位8岁的小女孩，手臂两处不稳定骨折，来瑞安求医，身边只有十多元钱。郑医师见此情况，毫不犹豫地将她收留在家，免费治疗了20多天，最后把小女孩治好送回文成县。至今，小女孩的哥哥还经常写信向郑医师表示感谢。1992年9月，青田一位16岁的青年，家里惨遭火灾，自己从楼上跌落，损坏股骨颈，无钱医治。郑医师不但想方设法给予细心诊治，而且从自己做起，发动其他人捐款，最后患者康复出院，感激不尽。今年以来，郑医师多次放弃休息时间，赴山区坐诊，免费为患者治疗。酷暑天，许多患者家属感动地端来了蛋酒以表谢意。

这些例子还很多，郑医师对故乡的热土怀有很深的眷恋之情。作为医生，他的天职就是以白求恩精神救死扶伤。尽管工作累、辛苦，有些人对他还不理解，但郑医师表示，他甘愿为患者服务。

第二章　带徒传承国粹

一、韩国留学生"追星"到瑞安，原来是为了他

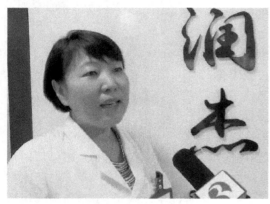

图2-1　崔丽玉接受采访

"提、拉、牵、抖"，郑医师的这套骨折整复手法引来不少慕名前往的患者。最近，郑医师的名中医工作室，还多了一位远道而来的学生，来自韩国釜山的留学生崔丽玉（图2-1）。

在温州市中医院骨伤科郑润杰名中医工作室里，一名女医生正在郑医师的指导下，给患者进行治疗。若不点破，患者或许根本不会发现，这位能说一口流利普通话的女医生其实是位韩国人。因为仰慕郑润杰医师过硬的骨折整复中医技术，接受过系统中医基础理论学习的韩国留学生崔丽玉，不远千里从北京追师至瑞安（图2-2）。

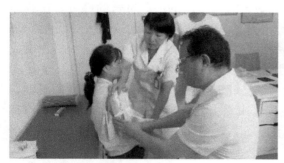

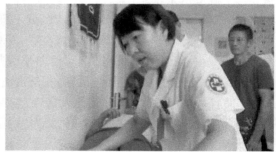

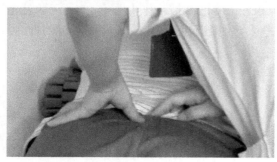

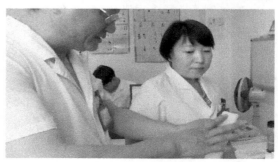

图2-2　崔丽玉跟随郑医师学习骨伤科传统手法

在韩国像这些关节疾病都是手术治疗，这里基本上都是手法治疗，她觉得这是回归自然，应该用这种传统的手法，现代的手术很多都是第二次伤害，预后也不好，恢复也不好，所以她提倡这种自然的疗法。

因为郑医师经常在北京中医药大学开课，并在该校国医堂中医门诊部定期坐诊，深深吸引了崔丽玉，在校方同意下，崔丽玉可以在业余时间跟随郑医师侍诊。但郑医师每半个月飞北京专家门诊的频次，让崔丽玉觉得自己的学习进度还不够快，毕业之后她索性就跑到郑医师所在的瑞安市中医院，集中时间跟师学习。

崔丽玉说，郑医师的工作室非常忙，每天要接诊近百人，这让她能接触到丰富的骨伤临床病例，而郑医师那出神入化的"提、拉、牵、抖"骨折整复手法在具体案例中的不同应用，更让崔丽玉大感不虚此行，获益匪浅。郑医师的倾囊相授，也让她非常感激。作为一个老师，他绝对会把自己的知识传承给自己的学生或者是下一代。他也是一个工作狂，他很愿意把知识传给自己的学生，或者是其他喜爱中医的人，他一点也不保守（图2-3）。

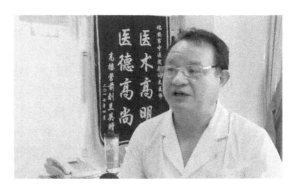

图2-3　郑医师讲解手法重点

崔丽玉说，她喜欢中医是因为曾受益于中医。以前她受过伤，看了很久的西医总是看不好，最终却通过自学中医，用中医里的针灸方法自己治好了，此后她就对中医产生了极大的兴趣。

崔丽玉说，她还有一个心愿，就是想把郑润杰医师的学术著作《颈肩腰腿痛按摩与运动疗法图解》一书，翻译成韩文介绍到韩国出版，做一名中韩文化和学术交流的使者。

崔丽玉说，此次学习生涯结束后，有机会还要到中国来，促进中韩文化交流。

二、临床心得：初论郑润杰医师治疗骨折点滴

瑞安市中医院王志栋医师是师承郑医师的学生之一，虽然平时忙于行政工作，有空之余仍随郑医师侍诊。他知道郑医师在长期骨伤科临床实践中，积累了非常丰富的临床经验，逐渐形成了具有自身特色的骨折闭合整复手法，如对肱骨中下段斜形或螺旋形骨折、桡骨远端骨折等均有较良好疗效。郑医师还勤于临床科研和出书立著，《掌压法加压力垫夹板固定治疗桡骨远端fernandez分型Ⅲ型骨折》曾入选省中医药科学研究基金计划，还先后出版《魏氏伤科手法治疗图解》和《中西医临床诊疗全书（骨科分册）》两本专著，主编有颈、肩、腰和膝关节系列保健图谱。

基层医院相对会遇到较多新鲜闭合骨折，郑医师在把握治疗原则的基础上，坚持运用擅长的闭合整复手法加小夹板固定和药物外用，颇多良效。如近日王志栋医师随郑医师侍诊时，遇到一例较少见的儿童肱骨髁上屈曲型骨折，一助手握住患肢上臂，另一助手握住前臂，在前臂旋后位、肘关节伸直位充分牵引后，在肘关节前推挤按压，再运用自创改良的掌压法瞬间发力纠正移位，最后置于伸直位小夹板固定，复查X线显示骨折对位对线较理想。

又如王志栋医师跟师中曾遇一涂姓14岁前臂近端双骨折女童,左尺桡骨骨折端向掌侧移位明显,多所其他医院均建议手术治疗。在郑医师指导下,于患儿前臂外展旋前位,一助手持尺桡骨近端近肘关节部,另一助手持腕关节,持续对抗牵引。郑医师双手握住骨折部位,双手拇指抵住近断端,余指将远断端向远侧推挤。在纠正短缩重叠移位后,用拇指指腹顶住骨折端用力将两骨错开,努力恢复骨间膜原有宽度,整复后予分骨垫固定,再用小夹板加压力垫固定,摄片复查因患儿强烈抗拒无法配合未施行。固定期间每3～4天复诊一次,期间适当调整小夹板松紧并以本院自制中药外敷(每周换药1次)。7天后复查其骨折对位对线良好,固定4周后摄片复查骨折对位线好、部分骨折线开始模糊,遂拆除小夹板配以中药外洗,并指导患者进行功能锻炼,8周后复查嘱患儿加强功能锻炼,3个月后患儿前臂功能正常。此例儿童前臂双骨折治疗较理想。

其实,儿童前臂双骨折因其年龄特点不易配合治疗,即使当时骨折整复位置良好,但因儿童岁少好动和难忍疼痛,极易发生复位后再度出现骨折端移位现象,且稍有不慎甚至会发生前臂缺血性肌挛缩,导致无可挽回的损害。郑医师整复前臂双骨折时手法娴熟能一气呵成,更重要的是对线对位八九不离十,对骨折局部本身的二次损伤相对很小,非常有助于治疗,这也正是郑医师骨折整复手法功力和特色所在,非常值得继承人认真揣摩和努力掌握。

三、骨科名师带徒传承中医国粹

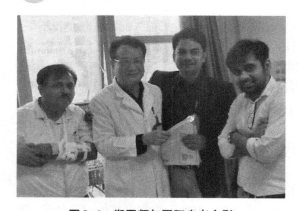

图2-4　郑医师与国际患者合影

中医是我国传统文化的瑰宝,但如今中医人才培养和梯队建设不足,许多特色诊疗技法、验方濒临失传。可以说,这是眼下现代中医教育、人才培育的短板。

2015年9月,温州市名中医药专家传承工作室落户温州市中医院。据悉,温州市创建名医传承室的主要目的是培养高层次中医药临床实用人才,促进名中医药专家学术思想和临床经验的传承与发展,探索建立中医药学术传承及推广应用新模式(图2-4)。

(一)精湛医术引来八方患者,荣誉背后是32年的坚持

郑润杰医师继承上海名医魏指薪、温医附一院主任医师狄仁农、温州市中西医结合医院主任医师朱鹤等名中医的手法,参阅了200多本历代著作,先后主编《中西医临床诊疗全书》骨科分册,编著《魏氏伤科手法治疗图解》,出版《语言行为与人体健康》《健康与我们渐行渐近》等多本著作,以及颈、腰椎和肩关节等系列保健按摩挂图。

他多次获得"瑞安市先进个人""拔尖人才""温州市医风医德先进个人""温州市名中医"等称号。如今,不仅瑞安及周边地区的患者赶来求医,甚至一些国外友人也慕名而来。

荣誉和成就的背后是郑润杰的辛勤付出。从医41年,他经常将夜班后的补休时间用来接诊。

（二）名医传承室落户瑞安市中医院，师带徒模式让中医人才不断层

中医是一门经验医学，几代甚至几十代人的临床经验积累，才形成了自家的"绝活"，因此，"师徒传承""口传心授"成为中医传承的特点。

名医传承室主要采用师带徒模式，选拔优秀中医药人员拜师学艺，收集整理名中医个人典型医案、影像资料，继承工作成果、诊疗技法，记录心得体会，发表专业论文，通过总结、提炼，提出相应学术观点，形成临床诊疗方案和工作方法，并加以推广和应用，让中医人才不断层。

"采用传统的师傅带徒弟的方式培养中医人才，是抢救面临失传的中医特色技法、验方，完善中医人才梯队建设的一项尝试。"瑞安市中医院相关负责人介绍，通过建立具有辐射带动和示范作用的名医传承室，努力培养医德高尚、技术精良、传承有序的中医药人才队伍，整理和推广名中医药学术思想和临床经验。

据悉，温州市名中医药专家传承工作室对传承人的要求非常严格，必须由在职的温州市级名中医、中青年名中医或全国中药特色技术传承人担任，并确定1～2名继承人。作为该名医传承室的传承人，郑医师将培养继承人系统学习中医特色手法等，并要求其每半个月、一个月、一个季度写经验总结。

该名医传承室落成之后，已组织继承人学习中医相关著作，并参加中华中医药学会、中国中医药报社、中国中医药出版社联合举办的全国悦读中医之星评选活动。郑医师说，继承人还要帮助其整理中医相关资料，准备3年后出版中医相关书籍。

四、拜师出师讲话

正值中医药法颁布的喜庆日子里，瑞安市中医院第五次拜师结束，第六次将予开始。学员们在带教老师指导下，完成了三年轮转和住院医师规范化培训并通过考试。要想使自己被培养成为一名优秀的医者，其过程异常艰辛，需要付出很多的汗水与泪水。为此，郑医师提出以下几点要求。

1. 勤奋学习，不断实践　　不断学习拓展自己的知识面，构建丰富合理的知识体系，为日后从事诊疗工作打下坚实的基础。不断地与自己惰性思维作斗争，多花时间在临床工作中，脚踏实地地不断提升自己的工作能力。

2. 敏于观察，善于思考　　临床医生要理清各类症状体征之间错综复杂的关系，训练合理的逻辑思维，通过分析，推测现象背后隐藏的病灶和病理生理过程，预测疾病发展趋势。

3. 富有同情心，勇于担当　　关爱每一位患者，医生在关键时刻要勇敢地做出理性决策，勇于担当。

4. 培养超强的忍耐力　　医学专业水平提升需要一个长期积累的过程，这要求医生有超乎常人的毅力，去迎接各类挑战，去面对前进道路上随时会遇到的挫折与失败。

5. 勇于奉献　　奉献精神是做好一切工作的基础。通过奉献换来患者和家属的微笑是对医生的最大奖赏。医生牺牲换来的科学技术进步终将造福于人类。

医生的天职就是救死扶伤、治病救人。希望所有学员都能掌握良好的技术，不断形成严

谨的科学思维,培养杰出的创新能力和不竭的创新灵感。

另外,善于配合协助完成团队合作,在现如今环境下显得尤为重要。这就要求所有学员有一种积极的态度、一种互助的精神、一种包容的意识,以确保每个人都能在良好、充满正能量的环境中工作。

纵观古今,中医名家带徒传授专业技术,在中医发展史中起到重要作用。在三年里,学员们遵守医院各种规章制度,尊敬老师;学习老师临床经验,将理论和实践相结合;整理资料、书写论文,协助老师写课题,特别是在特色中医疗法方面,为名家医术、名家医案的传承做出一些贡献。他们参加各种会议,广交医界朋友,不断求教于中医前辈,虚心学习,力求上进,为自己成为中医可造之才奠定基础。

当今,中医药事业迎来了天时地利人和的大好时期,希望所有学员出师以后,不断努力,勤于学习经典,勤于临床实践,及时总结经验,为中医药事业做出积极贡献。

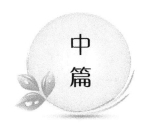

中
篇

经 验 撷 粹

第三章 骨 折

第一节 上 肢 骨 折

一、手法治疗老年肱骨外科颈骨折

肱骨外科颈位于解剖颈下2～3 cm内，相当于大、小结节移行于肱骨干的交接处，为松、坚质骨邻界所在的部位，故一旦遭受暴力，容易发生骨折。此类骨折约占全身骨折的2.3%。根据临床观察，本病以老年人最为多见，青壮年次之，罕见于儿童。绝大多数由间接暴力所致，直接暴力打击肩部而发生者少见。

我国早在元代对肱骨外科颈骨折的分类和治疗就有一定的认识，如李仲南著《永类钤方·二十二卷》就已将此骨折分为向前、向后、向内成角三种类型，并介绍采用布袋悬腕于胸前或背后以矫正骨折的向前或向后成角的固定方法，以及采用内收患肢以矫正骨折向内成角的整复方法。明代《普齐方·折伤门》及《证治准绳·疡医》均有类似的记载。

（一）诊断要点

（1）均有不同程度的外伤史。

（2）肩关节稍下方肿胀疼痛，压痛明显。

（3）有时可扪及骨擦音。

（4）被动活动肩部时疼痛加重，并且肩关节功能有较严重的障碍。

（5）X线摄片可明确骨折类型。

1）裂缝骨折：肩部外侧遭受暴力损伤，造成肱骨大结节与外科颈骨裂。由于骨裂多在骨膜下，故骨折片很少移位。

2）外展型骨折：多由上肢处于外展位跌倒，手掌撑地，间接暴力冲击所致。骨折片的外侧部多嵌插而内侧部分离，骨折断片多向前内侧成角。

3）内收型骨折：上肢在内收位时跌倒手掌撑地，或肘部受到暴力冲击而引起的骨折。骨折片的外侧分离而内侧嵌入，由于冈上肌的牵拉而使骨折断片向前外侧成角。

4）肱骨外科颈骨折伴肩关节脱位：如患者上肢在外展、外旋位时，突遭严重暴力，除引起外展型骨折外，还有可能使远断端骨片插入肱骨头，压迫使其向前下方脱位。

（二）手法治疗

牵引推拉法　此法适用于外展型骨折而移位明显者。患者取仰卧位，在局部麻醉下，助手甲用宽布带绕过腋下向上提拉肩部，助手乙双手握住前臂远端，沿肱骨纵轴线作对抗牵引3～5分钟，使骨断端之间互相分离；术者双手握住患处，双手拇指抵住骨折近断端，其余手指将骨折远断端向外推拉，同时令助手逐渐将上肢内收，通常即可达到复位之目的。术毕以超肩关节小夹板将上肢固定于内收屈肘位。

至于内收型骨折，术前准备如上述。在外展姿势下，术者双手握住骨折远断端近骨折部位，向内侧推按，与此同时，助手乙将上肢外展，即可复位。术毕以超肩关节小夹板或外展支架固定之，亦可外展牵引之。

肱骨外科颈骨折合并肩关节脱位者，临床少见。遇到此等病例，应在静脉麻醉下，使软组织充分放松，先整复骨折移位，然后按卧姿拔伸托入复位法，整复肩关节脱位。

假如遇到肱骨头倒置，闭合整复无效者，应及时切开复位，克氏钢针内固定。

（三）中药应用

按骨折三期分期法施行。本病多见于老年人，由于老年人容易有骨质疏松，在用药方面不可过于克伐，除早期应用活血化瘀理气止痛药物外，此后还应根据病情，或培补气血，或滋养肝肾，以促使筋骨强壮而加速康复。

（四）注意事项

（1）在整复骨折前，应仔细分析，确认骨折的类型，然后采用适当的手法予以矫正，如此方能取得较好的疗效。

（2）骨折的同时，软组织也必然遭受不同程度的损伤，且该部位邻近肩关节，故骨折后期极易引起肩关节粘连而影响肩关节功能。有鉴于此，对较稳定的骨折或者移位不明显的骨折，主张1周后即开始肩关节适度的功能操练，此后逐渐加大锻炼力度，这对防止肩关节粘连的发生有好处。

（3）对有移位的肱骨外科颈骨折，如整复后位置满意更好，假若对位欠佳，而对线尚可者，也不必苛求；假使高龄患者，骨折断端已经互相嵌顿，再行整复就没有必要了。须知，对此类骨折的治疗重点不在于解剖对位，关键在于考虑后期肩关节的活动功能恢复如何。

（4）除手术切开内固定以外，对保守疗法的病例，通常固定不超过4周。拆除固定后，应用中药四肢洗方（附方1）热敷，达到活血化瘀、祛风通络之目的。

（5）肱骨外科颈骨折，经手法整复后，应用小夹板固定时，要注意：外展型骨折，蘑菇头放置腋下，内收型骨折则蘑菇头颠倒放置，如此固定方有效，否则，有再移位之可能。

（五）临床研究

笔者采用手法复位超关节夹板固定治疗36例老年外展型肱骨外科颈骨折的患者。

1. 手法复位步骤

（1）患者取卧位，在局部麻醉下，助手甲用宽布带绕过腋下向上提拉肩部，助手乙双手握住前臂远端，沿肱骨中轴线作对抗牵引3～5分钟，使骨断端互相分离。

（2）术者双手握住患处，双拇指抵住骨折近断端，其余手指将骨折远断端向外推拉，同时，令助手逐渐将上肢内收，通常即可达到复位之目的。

（3）术毕以超肩关节小夹板，将上肢固定于内收曲肘位。

2. 辅助治疗方法　　按照中医三期辨证用药，早期宜活血化瘀，中期宜续筋接骨，后期宜补益肝肾。超肩关节小夹板固定4周，进行功能锻炼。

3. 相关临床研究　　笔者对36例老年外展型肱骨外科颈骨折的患者用手法复位后，用超肩关节夹板固定，固定4周后功能锻炼。结果显示：36例患者均获随访，时间为3～12个月。骨折愈合、对线对位满意、功能及外形完全或基本恢复27例。骨折愈合对位尚满意或骨折复位欠佳，功能恢复尚可8例。骨折不愈合或畸形愈合，局部疼痛、功能障碍1例。

在整复骨折前，应仔细分析，确认骨折的类型，然后采用适当的手法予以矫正，如此方能取得较好的疗效。对于老年患者，因其骨骼血供较差，肱骨头坏死发生率较高，应采用非手术治疗。老年人的肱骨外科颈骨折大部分为嵌入性骨折，很少需要手术治疗改善其位置，因为这样做会使功能恢复更加困难。对有移位的肱骨外科颈骨折，如整复后，位置满意更好，假若对位欠佳，而对线尚可者，也不必苛求；假使高龄患者，骨折断端已经互相嵌顿，再行整复就没有必要了。对此类骨折的治疗重点不在于解剖对位，关键在于考虑后期肩关节的活动功能恢复。据Mill报道，肱骨近端骨折无论采用非手术疗法还是手术疗法，约有半数病例的疗效不够满意。Mill还认为此骨折像股骨颈骨折一样，系未解决问题的一种骨折。治疗的主要目标为恢复肩关节的正常功能，为此首先要使盂肱关节保持正常光滑，同时要保持肩袖各肌肉肌腱的正常运动张力。因此，复杂的手术和内固定应尽可能避免。在众多的治疗方法中，手法整复仍为首选的治疗方法，对大多数病例可望获得较好的功能。肱骨外科颈骨折，属近关节骨折，复位后外固定容易再移位，但采用超肩关节的小夹板固定，能有效地抵消肌力的牵拉，维持骨折的稳定性。通过三期辨证治疗达到祛瘀生新、通畅络脉、补益肝肾的效果，促进骨折愈合。通过早期锻炼，使老年患者减少肩部软组织粘连、肩关节僵硬的后遗症。除手术切开内固定以外，对保守疗法的病例，通常固定不超过4周。拆除固定后，应用中药四肢洗方（附方1）热敷，达到活血化瘀、祛风通络之目的。

二、小夹板外固定治疗肱骨骨干骨折

肱骨干是指由肱骨外科颈下2 cm至肱骨髁上2 cm处而言。肱骨干骨折约占全身骨折的3.4%，各种年龄均可发生，但以成人多见。肱骨中段的后面有一斜形的桡神经沟，其中有桡神经紧贴骨膜经过，故在中下1/3处发生骨折时，容易损伤桡神经，应注意检查。肱骨上1/3和中1/3骨折，常由直接暴力引起，多为横形骨折及粉碎性骨折。骨折移位方向因肌肉收缩、暴力方向和受伤时前臂位置不同而各异。如骨折线位于三角肌止点以上,近断端受胸大肌和背阔肌的牵拉而内收,远断端受三角肌的牵拉而外展;骨折线位于三角肌止点以下时,近断端受三角肌、冈上肌牵拉而外展,远断端受肱二头肌、肱三头肌牵拉而向上移位。肱骨下段骨折多由旋转暴力造成的螺旋形或斜形骨折,一般骨折断端移位不大。

早在春秋时期对肱骨干骨折已有认识,如《左传·定公十三年》已有"三折肱知为良医"的记述,马王堆汉墓出土的帛书《阴阳十一脉灸经》有"臑以折"的记载,明代以后对本骨折的诊断、治疗和并发症有较深的认识。

(一)诊断要点

(1)有明显的外伤史。

(2)局部肿胀,皮下瘀斑,压痛明显。

(3)摸触有假关节活动及骨擦音扪及。

(4)有时外观可见成角畸形。

(5)如合并桡神经损伤,则有垂腕、掌指关节不能主动背伸等体征。

(6)X线正侧位摄片,可明确骨折的类型及其移位情况。

(二)手法治疗

拔伸捺正法　在整复前,必须根据病情,结合X线正侧位摄片,仔细研究骨折发生的机制,随后采用适当的手法予以矫正。

现代骨伤科对骨折的整复,大体上有触摸、拔伸、旋转、捺正、折顶、回旋、分骨、扳正八法,如能熟练掌握之,则对任何骨折的整复均能得心应手。

具体整复方法如下:

(1)肱骨上1/3骨折:颈丛麻醉下,助手甲、乙在外展姿势下对抗牵引;术者双手握住骨折部位,双手拇指抵住近断端,余指将远断端推向外侧,即可复位。

(2)肱骨中1/3骨折:麻醉下牵引,术者根据骨折部位情况,酌情选用拔伸、捺正、扳正等手法,一般复位较容易。

(3)肱骨下1/3骨折:多为螺旋形或斜形骨折,一般移位不大。在麻醉下,稍加牵引,矫正成角畸形即可。

1)触摸手法:用手仔细触摸骨折部位,了解骨折断端的移位情况。

2)拔伸手法:在直线牵引下,使骨断端之间分离,便于手法矫正缩短和成角畸形。

3)旋转手法:主要应用于骨折的旋转移位,将远断端予以旋转,以凑合骨折近断端。

4)捺正手法:以双手掌相对挤压,或用手指上提下按,以纠正侧向移位。

5)折顶手法:对于横断形或锯齿状骨折,有时光靠拔伸和捺正手法难以见效,须采用折顶法。其操作方法是:术者双手拇指压住骨折两断端,首先加大骨折原有的成角畸形,待拇指察觉到两骨断端之间的骨皮质已经接触时,速作反折,使骨折正确复位。

6)回旋手法:适用于斜形骨折,两断端不是处于面对面,而是背靠背的状态或两断端之间有软组织嵌入的骨折。在牵引下,助手固定骨折近断端,术者双手握住骨折远断端,作顺时针或逆时针旋转,效果良好。

7) 分骨手法:适用于两骨并列部位的骨折,如尺骨、桡骨、掌骨等,因受骨间膜或骨间肌的影响,骨折后使两骨靠拢。复位时用手指将两骨左右分开,恢复骨间膜的原有宽度,术后予以分骨垫固定。

8) 扳正手法:适用于矫正成角畸形,术者双拇指压住成角畸形的顶点,其余手指握住骨折两断端,以相反方向的力量予以矫正,多用于儿童青枝形骨折。

(三) 中药应用

按骨折三期分期法施行。

(四) 注意事项

1. 肱骨干骨折　　绝大多数不必手术治疗,即使有一定程度的成角畸形或旋转移位,对肩关节的功能也无多大影响,故对此类骨折,不必苛求对位和对线。

2. 肱骨中1/3骨折　　有时并发桡神经损伤,见手腕下垂、手指不能背伸等体征。究其原因,多数是因骨折移位、挤压或牵拉过度导致桡神经不完全性损伤,一般在6～8周后可望自行恢复。如无恢复迹象,则表明桡神经有断裂或嵌入骨折断端的可能,应予以手术切开探查。

3. 肱骨上1/3骨折　　如复位后固定失效,可改用外展支架固定或外展牵引疗法。

4. 肱骨中1/3骨折　　整复后,可用小夹板加压力垫固定,屈肘90°,颈腕吊带悬挂,前臂放置中立位或稍旋后位。

5. 肱骨中1/3斜形骨折或肱骨下1/3骨折　　也可采用悬垂石膏固定疗法。利用石膏和肌体的重量作为牵引,以矫正成角和重叠畸形。在治疗期间,伤员不能平卧位,睡眠时只能取半卧位,否则失去意义。

(五) 临床研究

笔者采用手法复位小夹板固定加压力垫治疗肱骨骨干中下段斜形与螺旋形骨折患者32例。

1. 手法复位步骤

(1) 患者坐位或平卧位,无菌注射器抽取骨折断端积血,用1%利多卡因麻醉。

(2) 肱骨中段斜形骨折,复位容易,仅用牵拉推挤提压法即可以复位。

(3) 肱骨下段螺旋形与斜形骨折、肱骨中段斜形骨折,整复时患者坐位,一助手固定上臂骨折近端,另一助手一手持肱骨髁部,一手托前臂使肘关节屈曲90°。

(4) 术者站患侧,一手固定骨折近端,另一手拿住骨折远端,在助手维持牵拉下先矫正旋转移位(把骨折的远端向后旋,近端向前旋),然后用双手手掌在骨折的前后方用抱挤合拢的手法整复。

2. 小夹板外固定加压力垫法

（1）取前、后、内、外4块夹板，其长度视骨折部位而定。

（2）肱骨下1/3骨折要超过肘关节；中1/3骨折不超过上、下关节，并注意前侧夹板下端不能压迫肘窝。

（3）用绷带制作两块压力垫，1周内，因肿胀明显，应用平垫，厚1 cm、宽4 cm、长6 cm。1周后，改换压力垫，厚度1.5～2 cm，分别置于前、后或内、外侧2块夹板内（用胶布贴住），置于骨折线两端。

（4）小夹板外固定，调整扎带松紧度以上、下能移动1 cm为度，对骨折部位两点直接加压使其逐渐复位，纠正前后移位或消除侧方移位。

压力垫大小、厚薄，按体形消瘦、肥胖、部位而选择达到相互匹配，但应多注意压力垫的厚度要适中，防止局部皮肤压迫性溃疡和局部肌肉坏死，在桡神经沟处，不要放置压力垫，以防桡神经受压迫出现麻痹，还要注意压力垫勿压迫肱动脉，然后用颈腕吊带悬挂，前臂放置旋前位。第1周内每隔2天查诊都要调节松紧度，每周拍摄X线片1次，根据X线片情况和外固定情况适当调整压力垫。1周后每周复诊1次，根据情况调整夹板松紧度。

3. 相关临床研究　　笔者采用手法复位小夹板固定加压力垫治疗肱骨骨干中下段斜形与螺旋形骨折患者32例。结果显示：骨折解剖复位20例，功能对位12例。经3～12个月随访，按《中医病症诊断疗效标准》评定，优28例，良3例，差1例，优良率为96.7%。骨折均愈合，愈合时间40～59天，中位数48天，均无继发神经血管损伤或明显畸形。

肱骨干骨折，绝大多数不必手术治疗，即使有一定程度的成角畸形或旋转移位，对肩关节的功能也无多大影响，故对此类骨折，不必苛求对位和对线。肱骨中1/3斜形骨折或肱骨下1/3骨折，也可采用悬垂石膏固定疗法。利用石膏和肌体的重量作为牵引，以矫正成角和重叠畸形。在治疗期间，伤员不能平卧位，睡眠时只能取半卧位，否则失去意义。肱骨中下1/3骨折整复后，可用小夹板加压力垫固定，屈肘90°，颈腕吊带悬挂，前臂放置中立位或稍旋后位。

"小夹板外固定加压力垫方法"是治疗骨折最常用的两种方法之一。骨折固定是治疗肱骨骨干中下段斜形和螺旋形骨折的重要环节和基本手段之一，"小夹板外固定加压力垫方法"治疗骨折，早在我国古代的医术中就有记载，现代医学仍然认为此法符合生物学基本规律，是中华民族宝贵的中医学文化技术遗产。"小夹板外固定加压力垫方法"的治疗原理从肢体功能要求出发，根据身体运动学原理，通过适当的牵引力和反牵引力，加以小夹板外固定加压力垫包扎，达到骨折端复位、制动和解除肌肉痉挛等作用，重新恢复肢体内部动力的平衡。小夹板固定范围小，一般不包括骨折的上、下关节，且便于伤员早期功能锻炼。小夹板固定后也不会妨碍肌肉的纵向收缩运动。当肌肉收缩时，可以使骨折端互相挤压，有利于骨折愈合，并且可以避免因为肢体运动受到限制的原因而导致的废用性肌肉萎缩及骨质疏松的产生。小夹板加压垫固定使局部血供得到保护，即使轻度畸形也能获得满意功能。

压力垫能起到逐渐复位，纠正前后移位或消除侧方移位的作用。如果骨折端前后移位，压力垫放置前后骨折端平行处直接压垫。如果骨折端是侧方移位，压力垫放置内外两侧。

如果是骨折端轻度成角,可采用三点加压法放置压力垫,使其逐渐复位。压力垫过薄,起不到效果;压力垫过厚,压力太大,常常压伤皮肤,甚至出现压迫疮,因此置压力垫的位置与压力垫的厚度至关重要。临床上压力垫处出现疼痛、皮肤暗红,说明压力垫压力过大,需要及时把握缚带的松紧度。在临床治疗过程中,有的骨折正复虽然已达到解剖对位,但如果压力垫使用不当,也会出现移位现象,因此建议每周摄X线片复查,以便及时处理。另外,骨折早期肿胀明显,多采用平垫,1周后可选用1～2cm厚的压力垫。

本研究结果显示,小夹板外固定加压力垫治疗的优良率为96.9%,患者后期的功能恢复正常。因此,小夹板固定加压力垫是一种简便、安全有效的治疗肱骨骨干中下段斜形和螺旋形骨折的方法,有利于骨折患者肩关节功能恢复,并发症少,值得在临床推广。

三、肱骨髁上骨折治疗心得

肱骨髁上骨折,系指内、外髁之上处所发生的骨折。是小儿最常见的骨折之一,占肘关节损伤的50%～60%,多发生于4～10岁的儿童。

肱骨下端扁薄而宽,向前屈曲,前有冠状窝,后有鹰嘴窝,两窝之间仅有一层薄的骨片,故容易发生骨折。

(一)诊断要点

根据所遭受暴力的不同,致骨折发生不同的移位。临床上分为两型。

1. 伸直型　最多见,占这类骨折总数的90%～95%。跌倒前扑时,肘关节处于半屈曲位或过伸位姿势,掌部着地,暴力经前臂传导至肱骨髁部,向后向上冲击;同时由于体重的力量自上而下,将肱骨干下部推向前下方,使骨折线从前下方斜向后上方,远断端向后上方移位。

2. 屈曲型　很少见,占这类骨折总数的5%～10%,受伤时肘关节屈曲,肘部直接着地所致。骨折线自后下斜向前上方,远断端向前上方移位。

(二)手法治疗

对此类骨折的治疗,一般主张在麻醉下早期复位,以石膏托或小夹板固定。笔者观察,虽然上述方法通常有效,但对移位明显、肿胀较严重的病例,下列情况的出现会影响最终治疗效果。

(1)有时整复了正位而侧位得不到纠正;整复了侧位而正位又移了位。结果虽费了很大的力气,仍然无济于事。

(2)有的伤员复位后对位、对线均佳,但固定24小时后往往出现严重肿胀甚至发生张水性水泡,或有剧痛、麻木、苍白、桡动脉搏动微弱等伏克曼氏缺血性挛缩征象,此时不得不放弃所有外固定而使整复失效。

(3)严重移位者,有时正侧位虽可勉强复位,但旋转移位很难矫正,而旋转移位是骨折整复后不允许存在的。

笔者经长期临床实践,探索到运用前臂皮肤牵引法治疗严重移位的肱骨髁上骨折,不仅方法简便,而且疗效确切。简解具体操作方法如下。

（1）首先将前臂置于旋后位,伸直位进行皮肤牵引,重量3～5斤*,以促使骨断端之间的分离及肿胀的消退。

（2）3～5天后,局部的肿胀已有较显著的消退,骨断端之间已基本分离,此时整复正位是主要的;同时根据骨折类型的不同,将远断端向前或向后推压,以纠正侧位。术后用四块小夹板将关节固定于伸直位,立即进行摄片复查,如位置满意,则减轻重量在维持牵引下继续固定一周许。注意此时整复的重点在于正位,侧位即使不满意,也不必苛求,可留待以后再处理。但前后重叠移位则是不允许存在的,必须加以手法矫正之。

（3）骨折后10～12天,再次摄片,如正侧位基本符合要求,则将肘关节被动屈曲90°,并予以石膏托或小夹板固定即可,如正位对位佳,而侧位尚不满意,则将远断端向前或向后推压以复位之,然后屈肘固定。此时骨折断端之间已有少量骨痂生长,基本上处于稳定状态,整复后一般不会再移位。

（三）体会

肱骨髁上骨折若移位明显且肿胀严重者,整复是颇为困难的,有时即使勉强复位,但由于内部继续渗血及外固定等的加压作用,往往于24小时以后出现张力性水泡,甚或出现早期伏克曼氏缺血性挛缩等严重并发症,此时最重要的紧急处理措施,莫过于放弃一切外固定而改用牵引疗法,否则后果严重。

对此类骨折的治疗,笔者经验,不能操之过急,治疗时应根据局部损伤发展趋势,因势利导,循序渐进,方能获得满意复位。否则,如不考虑具体情况而强行一次性整复和固定,则往往导致整复的失败和严重并发症的发生。

儿童对骨折的修复有较大的可塑性,因此对肱骨髁上骨折不必强求解剖对位,但旋转移位则是不允许存在的。笔者观察多例,通过牵引疗法后,其旋转移位一般均能有效地得以矫正。

文献记录,对肱骨髁上骨折所采用的牵引疗法,有悬吊式牵引及伸直位皮肤牵引两种。笔者所采用的皮肤牵引取法于后者,但在牵引过程中所采用的具体整复及固定方法又有所不同。实践表明,此法安全有效,值得推广。

在皮肤牵引过程中,开始重量应加大一些,待骨断端之间基本分离并予以手法整复后,再适当减轻重量作维持牵引;同时,要特别注意牵引方向要和肱骨纵轴线保持一致,以纠正桡偏和尺偏,防止日后出现肘内翻或肘外翻畸形。

骨折经整复后,在肘关节伸直位夹板固定过程中,尚必须注意松紧度适中,如骨折断端之间不够稳定,在适当部位放置压力垫,对矫正前后移位及侧向移位均有不可忽视的作用。

四、手术内固定结合中药治疗肘关节恐怖三联征

1996年,Hotchkiss首次将肱尺关节后脱位合并桡骨头和尺骨冠状突骨折命名为肘关节

---

* 1斤=500克。

"恐怖三联征"。其多由高能量损伤,治疗困难,并发症多,临床预后差,随着对内固定材料的研究及手术技术提高,其预后的疗效有所改善。我们采用手术内固定结合中草药方法治疗肘关节恐怖三联征7例。

(一)治疗方法

1.一般治疗
(1)入院后均即行手法复位,屈肘90°、前臂中立位石膏托外固定。

(2)口服活血化瘀汤加减,组成:当归15 g、川芎15 g、赤芍15 g、生地黄15 g、续断18 g、广木香6 g、红花9 g、广三七9 g、泽兰叶15 g、苏木15 g、桃仁9 g、乌药12 g、大黄5 g、甘草6 g、制乳香10 g、制没药10 g。手法复位当天开始服用,1剂/天,水煎2次,取药液300 mL,早晚各服1次。1周为一个疗程,连续服用1～2个疗程。

2.手术方法
(1)采用臂丛神经阻滞麻醉,患者取仰卧位,患肢上臂上止血带,上肢外展70°置于手术桌上,常规消毒铺巾。

(2)采用肘关节内、外侧联合入路,先取内侧切口依次修复尺骨冠状突、内侧关节囊、尺侧副韧带,尺骨冠状突骨折采用经冠状突向尺骨后侧打入2～3枚克氏针。

(3)沿克氏针拧入长度适合的AO直径3.0 mm空心钉固定,肱骨内上髁处拧入铆钉行尺侧副韧带起点重建。

(4)取外侧切口由深至浅依次修复前关节囊、桡骨头骨折、外侧副韧带、伸肌总腱起点,桡骨头骨折Mason分型Ⅳ型选用长度适合的AO直径3.0 mm空心埋头钉固定或空心埋头钉加钢板内固定。

(5)由内侧切口确认肱尺关节是否达到中心性复位,桡骨头、冠状突、内外侧副韧带等结构牢固固定后,术后用长臂石膏托外固定2周。

3.术后康复治疗
(1)术后常规运用抗生素24～48小时。

(2)术后第2天进行肩、腕关节及手指主动屈伸功能锻炼。

(3)术后2周改为可调控的支具外固定,调整肘关节活动范围,伸直不超过150°,3次/天,20～30分钟/次,其余时间固定于屈肘90°功能位,同时用化瘀洗方进行熏洗,药物组成:独活12 g、大蓟12 g、大黄6 g、羌活12 g、刘寄奴12 g、川芎9 g、桑枝6 g、川草薢12 g、地鳖虫6 g、小蓟12 g、红花9 g。术后2周切口愈合后开始熏洗,每两天1剂,水煎30分钟后熏洗,2～3次/天,30～60分钟/次。2周为一个疗程,连续服用2～3个疗程。

(二)疗效评定

1.优 95～100分。

2.良 80～94分。

3.可 60～79分。

4. 差 ≤59分。

其中疼痛35分,运动40分,力量20分,关节稳定程度5分,满分100分。

(三)相关临床研究

我们采用手术内固定结合中草药方法治疗肘关节恐怖三联征7例。结果显示:骨折全部愈合,愈合时间8～18周,肘关节屈曲125°～145°、伸直0°～20°,平均活动范围为123.5°;旋前58°～80°、旋后45°～70°,平均旋转范围为125°。平均87分,优2例,良4例,可1例,优良率为85.7%。

肘关节恐怖三联征是一种严重损伤,容易发生肘关节僵硬、不稳、骨不连、骨折畸形愈合和尺桡骨近端骨性融合等并发症。其治疗需使肘关节获得同心圆性中心复位和可靠的稳定性。维持肘关节稳定性的结构有两种,即骨性结构和软组织结构。肘关节是一包含肱尺关节(肱骨滑车-尺骨滑车凹)、肱桡关节(肱骨头-桡骨头凹)和上尺桡关节的复合关节,其中肱尺关节的骨性咬合对于肘关节稳定性最为重要。作为肘关节前方的重要骨性结构,尺骨冠状突具有防止肘关节向后运动脱位及其趋势的作用。肌腱韧带稳定结构分为动力性和静力性两大类,都对维持肘关节稳定性产生很大作用。动力性稳定结构主要指跨越肘关节的肌肉肌腱组织如肱肌、伸肌总腱、屈肌及旋前肌肌腱等;静力性稳定结构主要有内侧副韧带复合体、外侧副韧带复合体和关节囊。Heim提出了肘关节结构稳定环的概念,将肘关节分为前、后、内、外四柱,前柱由冠突、肱肌和前关节囊构成,后柱由尺骨鹰嘴、肱三头肌及后关节囊构成,内侧柱由内侧副韧带、冠突和肱骨侧内髁构成,外侧柱由桡骨头、肱骨小头、外侧韧带复合体构成,四柱构成一个稳定环。典型的肘关节恐怖三联征常累及肘关节前柱、内侧柱和外侧柱,因此导致肘关节极度不稳。随着人们对肘关节损伤机制和肘关节稳定性结构的深入认识,Pugh等提出了肘关节恐怖三联征的手术治疗原则:对桡骨头骨折进行复位固定,严重粉碎无法固定的骨折,采取桡骨头置换对冠突骨折碎片进行固定;修复外侧副韧带复合体;如果肘关节仍存在不稳定,则需要对内侧副韧带进行修复和(或)使用铰链式外固定支架。张世民等认为尺骨冠突是肘关节前方稳定最主要的骨性阻挡结构,是防止肘关节后脱位、后外侧半脱位的第一位因素;桡骨头是肘关节前方稳定的第二位因素,防止肘关节后外侧半脱位。张培训等研究认为对尺骨冠状突的手术入路选择上,内侧入路显露、固定骨折比较方便,其先取内侧入路后取外侧入路主要考虑:先固定起主要稳定作用的尺骨冠突,并且内侧入路比较容易固定,固定尺骨冠状突后使肘关节达到初步稳定作用,然后再固定和修复次要稳定结构。这样简化了手术难度,也缩短了手术时间。

骨折早期筋骨血脉受损,血溢脉外,离经之血失去濡养而成为瘀血,辨证属气滞血瘀之症。活血化瘀汤具有行气破瘀、消肿止痛之功,符合中医对于创伤后病机的认识。方中以当归、川芎为君药,活血行气、化瘀止痛,辅以桃仁、红花、赤芍、广三七、苏木、泽兰叶、大黄、乳香、没药破血逐瘀,消肿止痛,使祛瘀而不伤正为臣,佐以生地黄养阴润燥,祛瘀而不伤阴血,以广木香、乌药行气解郁止痛,续断补益肝肾、续筋壮骨,甘草缓急止痛,调和诸药。全方特点是既活血逐瘀又行气解郁,活血而不耗血,祛瘀又能生新,使气血通畅、脏腑调和、肿痛消退。研究发现其对抑制创伤后致炎症因子大量释放、减少创伤后早期并发症有一定的作用,有利于伤肢功能恢复。本组病例骨折早期应用活血化瘀汤消肿止痛效果佳。

化瘀洗方进行熏洗,药物组成:独活、大蓟、大黄、羌活、刘寄奴、川芎、桑枝、川萆薢、地鳖虫、小蓟、红花,具有舒筋活络、散瘀消肿、祛风除痹的作用,用于跌打损伤、积瘀肿胀或筋骨损伤中晚期功能锻炼。化瘀洗方进行熏洗可使局部气血运行通畅,经络疏通,改善了局部静脉回流,使得水肿消散,止痛。应用该方熏洗后患者自觉肘关节松轻、软组织弹性明显好转,活动范围明显改善。

张懿研究发现单纯肘关节外侧入路手术的患者优良率为80.00%,而采取内外侧联合入路的优良率为89.47%,差异有统计学意义。本组7例患者,均采用肘关节内、外侧联合入路,尺骨冠状突骨折采用AO直径3.0 mm空心钉固定,肱骨内上髁处拧入铆钉行尺侧副韧带起点重建;桡骨头骨折有5例选用AO直径3.0 mm空心埋头钉固定,另2例选用AO直径3.0 mm空心埋头钉加微型钢板内固定。经功能锻炼康复治疗,肘关节功能恢复良好,肘关节屈曲125°～145°、伸直0°～20°,平均活动范围为123.5;旋前58°～80°、旋后45°～70°,平均旋转范围为125°。优良率为85.7%,功能恢复比较满意,明显高于张培训等的相关报道。我们认为手术牢固的内固定可为骨折提供稳定性保障,为早期关节功能锻炼提供保障,术后早期活动促进关节之间的磨合与塑造。

(四) 体会

(1)尽量使骨折达到解剖复位,牢固固定,避免摘除影响骨折结构稳定性的骨折块。

(2)桡骨头粉碎性骨折对于年轻体力劳动者,还是要尽可能复位固定,避免人工桡骨头置换,禁忌桡骨头切除手术,对于老年患者无法复位固定的,可考虑人工桡骨头置换,也要避免桡骨头切除手术。

(3)要修复内、外侧副韧带复合体和关节囊以增强关节的稳定性。

(4)术后早期(3周内)进行肘关节屈伸功能锻炼同时进行中药熏洗治疗。

(5)要筋骨并重,切忌只注重骨结构的修复,而忽视了软组织结构的修复与康复治疗。

总之,本研究采用手术内固定结合中药治疗肘关节恐怖三联征,手术内固定可为肘关节提供稳定性保障,为骨折的愈合及软组织修复创造了条件,为早期功能锻炼提供了保障。早期活动可改善伤肢循环促进消肿,以利于骨折愈合;用中药内服、外洗有行气散瘀,消肿止痛,舒筋活络,气血畅通的作用,以促进骨折愈合、功能恢复。本研究采用中西医结合治疗方法,取得了良好的效果。

五、手法治疗Bennett骨折

1882年,Bennett首次报道了第1掌骨关节内骨折合并拇指腕掌关节脱位,因此称为Bennett骨折。Bennett骨折是手腕部较为常见的损伤,常采用手法整复外固定等方法治疗,但是复位效果难以维持,且容易引起关节疼痛、畸形等并发症发生,不利于手腕关节运动功能恢复。笔者用手法整复前臂、石膏铁丝指夹板外固定治疗Bennett骨折,回顾如下。

（一）治疗方法

1. 手法整复

（1）4例患者采用臂丛神经阻滞麻醉，42例患者在无麻醉状态下进行治疗。

（2）术者站于患者一侧，手握其腕部，拇指置于患者第1掌骨基底部突起处。

（3）另一手牵引患指并将掌骨头扳向桡背侧，使掌骨头外展背伸，置于第1掌骨基底部的拇指同时用力向掌尺侧推按，并在持续牵引状态下晃动拇指，使骨折准确复位，并尽量保持关节面平整。

2. 石膏铁丝指夹板外固定

（1）将1根直径为2 mm铁丝折成长8～30 cm、宽1～2 cm的"U"形，采用宽15 cm的石膏绷带包绕铁丝6层。

（2）然后将其置于水中，浸透后拿出，挤出水分，使石膏层之间得到黏合，修剪两端及边缘，使其外观光滑，置于通风处晾干或烤干备用。

（3）用2层棉纸包裹前臂下1/3处及腕部，将石膏铁丝指夹板折弯后置于外展的拇指背侧，指夹板超出拇指远端2 cm。

（4）采用宽度为10 cm的石膏条固定指夹板于前臂下1/3处及腕部，并用纱布绷带缠绕固定。

（5）适度拔伸拇指并逐渐加压，使其向掌侧、尺侧还纳。

（6）维持第1掌骨于外展位，在拇指背侧与指夹板之间放置4层棉纸，用胶布将拇指固定在指夹板上。

（7）固定4～8周后拆除石膏铁丝指夹板。

（二）相关临床研究

笔者用手法整复前臂石膏铁丝指夹板外固定治疗Bennett骨折46例。结果显示：所有患者均获随访，随访时间6～30个月，中位数12个月。骨折均愈合，愈合时间4～8周，中位数6周。13例患者出现压疮，解除石膏铁丝指夹板后痊愈；2例患者出现掌骨内收和短缩畸形；3例患者出现关节面不平整（＜1 mm）；2例患者出现掌指关节外展活动受限；均无腕掌关节不稳定等并发症发生。骨折复位情况采用Kjaer-Petersen进行评定，优44例，良2例。患指运动功能恢复情况采用TAM标准进行评定，本组优17例，良24例，可3例，差2例。

拇指腕掌关节周围的韧带主要有外侧韧带、前斜韧带、后斜韧带及第1掌骨间韧带，这些韧带对维持拇指腕掌关节的稳定性具有重要作用。拇指遭受直接或间接暴力时，常出现拇指腕掌关节脱位合并第1掌骨基底部撕脱骨折，即Bennett骨折。其损伤机制为暴力作用于拇指远端，并沿第1掌骨向近侧传导，迫使掌骨基底部脱离韧带束缚，向桡背侧脱位；脱位过程中，由于掌侧韧带及第1掌骨间韧带的强力牵拉，而出现第1掌骨基底部撕脱骨折。Bennett骨折为关节内骨折，复位要求较高；为了获得解剖复位和良好的手指运动功能，常需谨慎地进行治疗。临床常采用闭合复位管型石膏外固定、闭合或切开复位克氏针内固定及AO微型钢板内固定等方法治疗。闭合复位管型石膏外固定具有操作简单、治疗费用低等优点，但是存在复位效果难以维持、后遗症较多等缺点；闭合复位克氏针内固定具有手术创伤小、术后并发症少等优点，但容易引起掌尺侧骨折块劈裂、移位；切开复位克氏针内固定和AO微型钢板内固定均具有固定强度可靠、能够取得解剖复位等优点，但是手术创伤较大，术后容易出现切口感染、肌腱粘连、关节挛缩等并发症，且治疗费用较高，患者不易接受。

手法整复第1掌骨基底部骨折端后，将石膏铁丝指夹板良好塑形，使其与患指背侧紧密贴合，从而牢靠地固定，可以避免由于外固定物松动引起的骨折端移位，有助于患指早期进行功能锻炼。治疗过程中应注意观察患指外观，及时调整外固定物松紧度，避免由于外固定物过紧而引起压疮等并发症。

六、骨疏康汤治疗老年骨质疏松性Colles骨折

桡骨远端骨折占肢体创伤的14%，包括Colles骨折、Smith 骨折（反Colles 骨折）和Barton 骨折，占骨质疏松性骨折的第三位，常见于骨质疏松的老年人，为老年三大多发骨折之一，患者中女性为男性的4倍。过去，伴有骨质疏松症的高龄桡骨远端骨折患者通常采用手法复位、石膏固定等保守治疗，多数患者会出现明显的短缩和对线不良。目前，桡骨远端骨折的治疗方法很多。笔者对此类患者在进行骨折整复的同时，给予骨疏康汤抗骨质疏松治疗。

（一）整复固定

骨折移位的病例，均经手法复位、小夹板固定；骨折无明显移位的病例，直接给予小夹板外固定。

（二）治疗方法

1. 药物治疗
（1）治疗组、对照组同时服用三七总皂苷胶囊，每次100 mg，每天3次。
（2）服用1周后，治疗组予自拟方骨疏康汤，组成：炙黄芪15 g、仙灵脾15 g、杜仲15 g、续断15 g、骨碎补15 g、补骨脂12 g、紫河车12 g、龟板15 g、当归8 g、丹参12 g、炒白术12 g、全蝎4 g。每天1剂，水煎服，分早晚2次口服。
（3）服用1周后，对照组予接骨七厘片，每次4粒，每天3次。
根据病情治疗4～8周。
2. 功能锻炼　　两组2周内用健侧肢体被动活动患肢手指，以及患肢前臂肌肉等长收缩锻炼。2周后患肢手指指间关节主动活动及"云手"锻炼。拆除外固定后，患肢进行腕主动屈伸锻炼和手握力锻炼（一般用市购握力器5～10 kg）45天左右。配合伤科手法和中药活血舒筋、通络强筋之品，外洗1个月。

（三）相关临床研究

笔者对41例老年骨质疏松性Colles骨折患者进行骨折整复的同时，给予骨疏康汤抗骨质疏松治疗。结果显示：治疗组在总疗效方面优于对照组，治疗组在治疗2周后疼痛改善优于对照组。

老年骨质疏松性Colles骨折是临床常见的上肢骨折。除了解剖学的因素外，最重要的一个原因就是老年人溶骨速度较成骨速度快，骨基质丢失较多，骨质变得疏松脆弱容易产生骨折。摔倒时患者常用手掌撑地，骨应力传递至腕关节产生骨折。骨质疏松性Colles骨折多表现为粉碎性骨折。由于老年人骨质疏松，骨皮质薄弱，单位面积骨质的应力负载强度降低，与内固定的力学要求不相适应，内固定物无法固定或不可靠固定于骨骼上，常因内固定物易穿出骨皮质、髓内针松脱而致骨折移位，须再次手术复位，或任随骨质畸形愈合，老年人骨质疏松性Colles骨折愈合较慢，固定时间长，不易被老年患者所接受。

中医学认为骨质疏松症属"骨痿"范畴。与肾脾胃关系密切。肾为先天之本，肾精充足则骨有所养，若肾虚则骨骼失充；脾为后天之本，气血生化之源，肾之精气有赖于水谷精气的滋养；脾气健运，则生化有源，而能充养先天之精气。若脾失健运，则生化无源，肾精不足，骨失所养，脆弱无力，发为"骨枯"，即骨质疏松。对于骨质疏松性骨折的治疗，应在骨折得以正确的处理后，按"肾主骨"的理论，补肾益精、健脾益气、活血通络、接骨续筋，则可加快骨折的愈合。本观察中患者均先服用活血祛瘀之三七总皂苷胶囊1周，并对骨折进行适当的外固定治疗，然后治疗组予中药骨疏康汤，从补肾填髓、健脾益气入手，配以活血通络、接骨续筋法。方中仙灵脾、杜仲、续断性温归肝肾经，有补肾、接骨续筋、强筋壮骨之效，助黄芪补气升阳，以培补肾精；白术健脾益气；紫河车能补血益精；当归、丹参养血活血，改善骨折部位的微循环，化瘀生新；全蝎祛风通络止痛；龟板、骨碎补壮筋健骨；仙灵脾具有雄性激素样作用，有促进骨质增生的作用。如此配伍，优于既往单以活血祛瘀、接骨续筋治法，故加速骨折愈合。观察表明，中药骨疏康汤治疗能促进骨折早期愈合，增加骨折手法整复后骨的稳定性，减少外固定时间。早期进行功能活动，配合伤科手法和中药活血舒筋、通络强筋之品外洗，促进腕部功能的恢复，减轻关节僵硬，可以减少Sudek骨萎缩、肩手综合征、肌腱断裂等并发症的发生，使患肢早日得到康复。

七、掌压法治疗复杂型桡骨远端骨折

桡骨远端骨折是指距桡骨远端关节面3 cm以内的骨折，是临床上最常见的骨折之一，约占全身骨折的1/6，多见于中老年患者，常由摔倒等低能量损伤导致。年轻患者可由高能量损伤引起，可合并周围软组织的损伤。而fernandez分型Ⅲ型桡骨远端骨折（关节面压缩骨折）由于其多由压缩性暴力引起，导致关节内骨折和干骺骨质塌陷，根据暴力的大小，骨折块会出现程度不同的移位，包括复杂的关节内骨折。由于其涉及关节面，往往引起关节面的不平整，掌倾角、尺偏角角度的改变，以及桡骨高度的丢失，从而影响关节功能的恢复。笔者用掌压复位法加压力垫夹板固定治疗具有手术指征的伸直型桡骨远端fernandez分型Ⅲ型骨折60例。

（一）保守治疗方法

1. 整复手法

（1）（以左侧为例）臂丛神经阻滞麻醉后，患者取坐位。

（2）术者立于伤侧，术者一手托住患肢，另一手拇指指腹分别在骨折处背、掌及桡侧各点按10～20秒。

（3）然后用小鱼际掌侧在骨折周围来回轻揉10～15秒，如此反复理筋3次，待骨折周围紧张的肌肉有效松弛。

（4）将患肢置于屈肘前臂旋前位，一助手紧握患肢肘前臂近肘部处，术者两手握持患者大小鱼际处，沿前臂纵轴行对抗牵引2～3分钟。

（5）在维持牵引的状态下以左手握住患者腕掌侧，右手手掌小鱼际置于骨折远端背侧，顿挫力下压，腕部背伸，加大成角后，使嵌插的骨折端得到松动，并有向纵轴方向牵出的趋向之势。

（5）然后改为两手分别握住腕关节，两拇指放置于桡骨远端背侧，其余四指置于桡骨远端掌侧，用力上顶。

（6）然后两手分别握住患肢大、小鱼际向桡侧、掌面、尺侧、背面方向快速进行180°旋转，通过腕部肌腱、支持带、骨膜、韧带等的牵张力，使骨折片恢复到原来的位置，使分离的关节面恢复平整，以纠正骨折端掌背侧移位，保持在掌屈位。

（7）最后拇指置于骨折桡侧远端向尺侧推挤，食指置于尺侧近端向桡侧挤压，使腕关节尺偏，以纠正桡侧移位。

2. 固定方法

（1）夹板固定维持对位下，在骨折端的掌、背各放置一块5.0 cm×2.0 cm×（0.5～1.5）cm纱布垫，桡侧放一块2.5 cm×2 cm×（0.5～1.5）cm纱布垫，视患者胖瘦、局部肿胀的程度而调整。

（2）选用适当型号4块夹板，桡背侧夹板超腕关节对齐，限制手腕的桡偏和背侧活动，掌侧与尺侧夹板远端与腕关节对齐，绑扎的松紧度适宜。

（3）然后将肘关节屈90°中立位三角巾悬吊于胸前。随时调整夹板固定松紧度，以防止骨折端的再移位。

中后期待骨折稳定后局部外敷中药饼（瑞安市中医院自制），以消肿止痛，促进骨折愈合。

（二）手术治疗方法

（1）采用臂丛神经阻滞麻醉，麻醉后患肢外展于手术台。

（2）取掌侧入路，切口起自鱼际纹或远侧腕横纹向近端延长6～8 cm，呈"S"形或纵形，从桡侧腕屈肌腱桡侧进入，显露旋前方肌，在其距桡骨远端止点0.5 cm处切断显露骨折端。

（3）将骨折块复位后，行T形或L形钢板固定。

术后抬高患者，术后复查标准正侧位X线片，术后第1天开始进行手指各关节屈伸功能锻炼，术后第3天开始进行腕关节的屈、伸功能锻炼，运动幅度逐渐加大，术后2周拆线后出院，术后每个月复诊1次，复查X线片，并指导功能锻炼。

（三）疗效评定标准

1. 优　90～100分
2. 良　80～89分。
3. 可　70～79分。
4. 差　＜70分。

（四）相关临床研究

笔者用掌压复位法加压力垫夹板固定治疗具有手术指征的伸直型桡骨远端fernandez分型Ⅲ型骨折60例。结果显示：保守组和手术组在掌倾角和桡骨高度的治疗上无差异，但在尺偏角的治疗上，保守组明显优于治疗组。

掌压法的按摩揉捏等理筋手法能起到舒展和放松肌肉经络的效应，使得患部的脉络通畅，疼痛减轻，从而能解除由于损伤引起的反射性痉挛，进而缓解患者的紧张状态，使得患者的依从度增强，为下一步治疗打下基础。充分持续牵引后，用手掌小鱼际置于骨折端，顿挫力下压后再上顶，其功效类似于折顶，能有效地纠正骨折断端的重叠移位，由于用力部位为整个小鱼际，使得手法较为省力，便于操作。左右手分别握住患肢大、小鱼际进行180°旋转，相当于向掌侧、背侧、桡侧、尺侧四个方向进行了旋转，通过腕部肌腱、支持带、骨膜、韧带等的牵张力，起到纠正掌背侧移位及恢复肢体正常生理轴线并使骨折片恢复到原来的位置的作用。最后尺偏时利用食指桡侧的扣力推逼，以纠正远折端的桡侧偏移位。掌压法通过以上四个步骤，利用巧力寸劲，一气呵成，简单有效地恢复掌倾角、尺偏角、桡骨高度及关节面的平整。手法整复成功后使用夹板加压力垫固定，是因为小夹板固定操作简便，固定相对牢靠，且对腕关节的限制较少，患者可早期进行功能锻炼，防止后期出现患侧腕关节僵硬、肌腱粘连，影响关节功能。固定早期还能根据患者肿胀消退情况进行夹板松紧度的调整，保持固定牢靠。在皮肤与夹板之间使用纱布制作的压力垫，能利用压力垫所产生的压力或杠杆力，作用于骨折部，以维持骨折断端在复位后的良好位置。有研究证明，中药外敷可降低血液黏稠度，改善骨折断端血供并形成大量的胶原纤维，加速钙盐的沉积，提高骨痂的生物力学性能，对骨折后的愈合有促进作用。中后期骨折稳定后外敷中药饼，能有效缓解前臂肿胀，加速伤口附近部位的血液循环，促进骨折的愈合，起到活血化瘀、消肿止痛、强筋健骨等功效。

临床研究证明采用此方法疗效可靠，创伤较小，易于掌握，经济实用，对于推广应用具有重要意义。

八、手法治疗陈旧性老年桡骨远端骨折

桡骨远端骨折是一种常见骨折，占全身骨折的10%，也是上肢最常见的骨折，尤其多见于60岁以上人群。其中，老年人桡骨远端涉及关节面的粉碎骨折（AO分型C型骨折）一般建议手术治疗。我们用手法复位治疗陈旧性老年桡骨远端C1、C2型骨折。

（一）治疗方法

1. 手法复位

（1）采用臂丛神经阻滞麻醉，患者取坐位或仰卧位。

（2）术者立于伤侧，先用拇指在桡骨骨折处背、掌、桡侧按摩各1分钟。

（3）接着用小鱼际掌侧各揉30秒，再分别用单拇指理筋数次。

（4）然后将患肢置于屈肘前臂旋前位，一助手紧握患肢肘臂，另一助手握持患手。

（5）两助手行对抗牵引4分钟，边牵引边摇动，反复进行，用力比平常治疗老年新鲜骨折的牵引摇动力要大。

（6）术者两拇指并置远骨折端背部反复用力向下按压，其他手指反复上提近折端，直至将新生骨痂破坏，使骨折端稍有轻微活动为止。

（7）再通过牵引纠正断端重叠嵌插移位，使粉碎性骨折自然靠拢。

（8）术者两拇指并置远端背侧向下推按，其他手指上提近折端，同时远侧助手掌屈，矫正背侧移位。

（9）术者向尺侧推按骨折远端，助手同时牵向尺侧屈，矫正桡偏移位。

（10）对粉碎性骨折在上述手法完成后，术者一手指同时捏住复位的断端，助手做背屈伸腕使粉碎的桡骨远端关节面塑形，恢复其平滑。

2. 夹板固定方法

（1）维持对位下，局部外敷中药膏（瑞安市中医院自制），在远折端的桡侧、掌侧各放置1块5 cm×2 cm×1.5 cm横纸垫。

（2）选用适当型号4块夹板，桡背侧夹板超腕关节固定，限制手腕的桡偏和背侧活动，掌侧与尺侧夹板远端与腕关节对齐，绑扎的松紧度适宜。

（3）然后将肘关节屈曲90°，用三角巾中立位悬吊于胸前。随时调节小夹板固定松紧度，以防止骨折端的再移位。

3. 定期复诊　　患者首诊后2周内每隔3天复诊1次。每次复诊都要调节松紧度，每周摄X线片1次，根据X线片情况和外固定情况适当整复骨折及调整。2周后每周复诊1次，根据情况调整夹板，4～5周后摄X线片复查，骨折端模糊有骨痂生长，骨折端无压痛，握拳掌叩击无痛，解除夹板。

4. 功能锻炼　　首诊2周内用健侧肢体被动活动患肢手指，以及患肢前臂肌肉等长收缩锻炼。2周后患肢手指指间关节主动活动及"云手"锻炼。拆除外固定后，患肢进行腕主动屈锻炼和手握力锻炼（一般用市购握力器5～10 kg）45天左右。配合伤科手法和活血舒筋、通络强筋中药，外洗1个月。

（二）疗效评定标准

1. 优　　90～100分。

2. 良　　80～89分。

3. 可　　60～79分。

4.差　小于60分。

（三）相关临床研究

笔者手法复位治疗陈旧性老年桡骨远端C1、C2型骨折61例。结果显示：61例整复后X线片显示骨折复位良好，对位对线佳。经6～12个月随访，骨折均愈合良好。按上述疗效标准评定，优23例，占37.7%；良30例，占49.1%。优良率86.8%。

老年桡骨远端骨折的特点是桡骨远端骨折约占前臂骨折的75%，老年患者由于大多伴有骨质疏松，在相同外力作用下常造成损伤关节面的粉碎骨折，即AO分型的C型骨折，是骨质疏松性骨低能量的创伤。

Barta等发现，对腕关节功能损害最大的因素是桡骨短缩，其次是掌倾角的丢失。姜保国等认为，桡骨的短缩是影响腕关节功能的主要因素，关节面不平整是形成创伤性关节炎的主要原因，掌倾角的减少对腕关节的功能影响不大，由此可见，纠正桡骨短缩和恢复桡骨远端关节面的完整是获得良好腕关节功能的基础。C3型骨折由于关节面粉碎，很难通过手法闭合复位恢复关节面平整，所以不采用手法复位进行治疗。C1、C2型骨折由于关节面骨折块较大，可以通过手法闭合复位恢复关节面平整，因此用手法复位进行治疗。治疗的关键在于手法恢复桡骨的长度以及如何通过外固定维持桡骨长度，我们通过有计划循序渐进的功能锻炼，短期多次复诊，使患处肿胀及时消退，同时及时进行手法调整和外固定调整，使骨折断端保持位置稳定、外固定有效，保证桡骨长度的恢复及桡骨长度的维持。

在治疗过程中，应注意功能锻炼，早期除嘱其抬高患肢外，同时应经常进行自主的握掌和伸指活动，以促使静脉回流，有利于肿胀之消退。2周后，骨折处已基本趋于稳定状态，应鼓励患者在弯腰姿势下，将健侧之前臂托住患肢，手掌握住患侧肘关节，作不定时的肩关节旋转活动，以防肩关节粘连的发生。此类骨折最常见的并发症是肩关节粘连症，一旦出现，治疗起来颇麻烦。如能在早、中期进行积极的、适度的功能锻炼，对防止此症的出现大有裨益，不可等闲视之。但值得注意的是，在早、中期锻炼过程中，切不可将前臂作旋前和旋后活动，否则有引发骨折移位之可能。4周后，骨折已基本愈合，此时应解除一切外固定，积极进行腕关节的背伸、屈曲和旋转活动；前臂的旋前和旋后锻炼；肩关节的前举、外展、内收及内旋操练。如果配以四肢洗方（附方1）热敷，则更相得益彰。

老年桡骨远端骨折的并发症有Sudek骨萎缩、肩手综合征、肌腱断裂等。应用伤科手法和中药内服、外洗，可促进腕部功能的恢复，减轻关节僵硬；有计划的循序渐进的功能锻炼，可有效防止肌腱粘连，促进局部的血液循环，从而可减少上述并发症的发生。

九、手法治疗远节指骨基底部骨折

远节指骨基底部骨折为临床最为常见的手部骨折，主要由外力作用所造成，发病率较高，约占所有掌部骨折的25%。由于远节指骨基底部的骨折具有特殊的解剖结构，给临床治疗带来一定的难度。目前，临床常用交叉克氏针固定远节指骨基底部的骨折，但克氏针稳定性较差,易发生松动滑脱,效果不理想。远节指骨基底部骨折为关节内骨折,环指常见。骨折块大小不等,多呈三角形。因伸肌腱止点附着于此,骨折后背侧骨折块多向背侧、近端移位。

(一)诊断要点

根据外伤史、临床症状及X线检查可以明确诊断,并区分骨折部位及骨折类型。对儿童近节基底部骨折常表现为骨骺线分离,应予特别注意。指骨骨折应力求早期正确对位,尽量做到骨折解剖复位。

(二)临床研究

我们用手法复位铝板加压力垫固定治疗远节指骨基底部撕脱性骨折。

1. 手法复位步骤

(1)患者端坐患肢屈肘中立位。

(2)一助手握患肢腕关节固定,术者一手握住患指,在掌指关节屈曲的情况下,术者拇指、食指捏住患指末节,做对抗牵引,并增大患指关节腔间隙。

(3)另一手以拇指按压骨折移位处,同时使患指关节逐渐过伸位,在拇指按捏骨折端的情况下伸直患指。

(4)在骨折部背侧垫一块方形平垫,在指腹部垫一块梯形压力垫,再在伤指上下放置两条铝板、用三条橡皮条固定。

2. 辅助治疗方法　　开始1～2周摄片复查,定期调整,如果发现移位及时纠正。固定时间一般3～4周,检查符合骨折临床愈合期,可解除夹板,进行掌指关节锻炼并配合药物熏洗。按骨折三期分期,内服瑞安市中医院自制的损伤散。

3. 相关临床研究　　笔者对41例闭合性远节指骨基底部撕脱性骨折的患者用手法复位后铝板加压力垫固定治疗。结果显示:41例均获随访,时间为3～12个月。铝板拆除后均未出现压疮。患指近侧指间关节、掌指关节和腕关节活动功能正常。远侧指间关节活动度0°～70°有35例,0°～60°有3例,0°～50°有2例,0°～35°有1例。将患指与健侧远节指间关节活动度比较,疗效参照TAM系统评定方法评定优35例,良5例,差2例,优良率为97.5%。

有研究证明,影响锤状指疗效的力学因素主要为屈伸肌腱失平衡,由多因素造成的屈曲力量大于伸直力量和负荷力臂的延长。正常情况下由于屈肌肌力、指间关节囊背侧薄而掌侧有掌板结构及掌侧皮肤本身就是关节过伸的阻力,所以在远指间关节上产生了强大的屈曲趋向和顽强抗拒关节的过伸力。因此伸指力的轻微下降就可能出现锤状指畸形。而远节指骨基底背侧撕脱性骨折即使骨块很小,轻度移位即可造成负荷力臂延长,力学效益减小,伸肌用同样的力仍不能有效伸远指间关节。同时,由于骨折波及远指间关节关节面,所以无论非手术或手术治疗均应以恢复骨的连续性和关节面的平整性、保证伸肌腱力臂恢复原有长度、恢复伸屈肌力的平衡为目的。

牢固的外固定是治疗本病成败的关键,成功的目的主要是恢复伸指功能。远节指骨基底部的骨折属不稳定骨折,复位容易,但固定较难。石膏固定法除因消肿后易松动而导致固定失败外,还会因石膏固定需超关节而影响早期功能锻炼,易致肌萎缩、关节僵硬等。塑形铝板固定法利用铝板的可塑性,根据各人手形预弯成合适形状,使患指与铝板密切贴合,因而固定牢靠。加之骨折背处方形平垫和指腹部的梯形压力垫的协同作用,能有效地防止骨折再移位,且不影响其他关节活动,不会引起肌萎缩,有利于功能恢复。

远节指骨基底部背侧撕脱性骨折临床较常见,手术治疗要达到良好的效果,仍存在困难,主要在于以往采用克氏针固定骨折块及远节指间关节,因骨折块较小,电钻钻动时巨大的旋转力使骨折块容易移位、劈裂,固定困难,即使勉强用克氏针固定也很难达到骨块的满意复位及可靠的内固定,出现断端不同程度的分离,导致伸肌腱力臂的延长,削弱了伸指力量,不能对抗屈指力。传统采取的抽出钢丝固定法因反复的穿针和撕脱骨块的多次牵拽与固定,易造成骨块碎裂而降低固定强度或失去固定作用,使骨块难以达到解剖复位。即便最终达到解剖复位,但骨块的关节面已造成损坏,同时骨块的血供也受到破坏,最终影响治疗效果。采用手法复位避免对骨折局部血循及骨折块的进一步破坏,只要手法复位满意,愈后良好。用铆钉治疗也不失为一个好方法,但是价钱贵,在基层医院难以推广。本组病例患者骨折复位后,指腹放置压力垫,采用铝板固定,愈后功能良好,既避免了手术带来的瘢痕粘连等后遗症,又减轻了患者负担,对骨折块损伤小,固定可靠。该手法操作简单、无创伤、固定可靠,骨折愈合快,解除固定方便,手指功能恢复好,不失为一种治疗远节指骨基底部撕脱性骨折的较好方法。

第二节 下 肢 骨 折

一、保守治疗股骨颈骨折

股骨颈骨折指股骨头下与股骨颈基底部之间的骨折,绝大多数患者其骨折线均在囊内,故又称为股骨颈囊内骨折。据统计,妇女从50多岁开始发生股骨颈骨折的概率迅速增高,而男性发病高峰在70岁以后,平均发病在60岁以上,占总骨折的3.6% ～ 12.5%,一般主张手术治疗。

《医宗金鉴·正骨心法要旨·环跳》载:"环跳者,髋骨外向之凹,其形似臼,以纳髀骨之上端如杵者也。"这里说的环跳即髋臼和髀骨上端(包括股骨头、股骨颈和大小转子)。

(一) 诊断要点

老年人跌倒后诉髋部疼痛,不敢站立应首先考虑本病。患肢多有屈髋屈膝、短缩及外旋畸形,局部肿胀不明显;髋部疼痛,活动加剧;大粗隆或足底叩击痛阳性;腹股沟韧带中点下方常有压痛。大多数患者丧失站立及走路功能,但少数无移位及嵌插型患者,伤后仍能走路或骑自行车,容易疏忽而漏诊。X线片作为骨折分类和治疗的依据不可缺少。凡临床检查怀疑股骨颈骨折者,首次X线片未能显示,可于1周后再拍片复查或CT检查。

（二）临床研究

笔者运用非手术疗法,治疗19例。

1. 手法复位　　股骨颈骨折患者,一般患侧下肢均有不同程度的缩短和外旋畸形,故用适当的力量将患肢在外展姿势下进行牵引并使之内旋,以纠正缩短和外旋畸形是必要的,若有明显移位者,则采用李塔办氏（Leadbetter）法,务必达到较为满意的复位。

2. 大腿皮肤牵引　　在良好的复位基础上,将患侧下肢置于托马氏架上进行大腿皮肤牵引,外展30°左右并使之保持正中位,重量6～8斤,牵引时间10～12周。个别病员在治疗一段时间后往往拒绝继续牵引,这时可让其穿一带横木板的鞋子,或上一带横木板的石膏鞋,对于防止下肢外旋畸形的发生有效。

3. 中药内服　　祖国医学强调辨证论治,对骨折的内治亦是如此。骨折初期1～2周,以活血化瘀为主。由于骨折的同时,经脉势必遭受不同程度的损伤,以致瘀阻不散,影响了正常气血的运行。根据中医伤科“血不活则瘀不去,瘀不去则骨不能接”之原理,而选用活血止痛安神汤加减（魏指薪验方,落得打、当归尾、茯神、生地黄、地鳖虫、炒枣仁、炒白芍、制乳香、制没药、生甘草）。骨折中期,局部肿痛逐渐消退,骨折乃开始修复。此时瘀血并未完全消散,而本身的气血亦因损伤而耗损,故治疗重点以和营续骨法为宜。方以四物汤加川断、地鳖虫、怀牛膝、煅自然铜、骨碎补、陈皮主之。骨折后期骨虽连接,但仍不够坚实,肌筋呈现萎缩乏力,根据肝主筋、肾主骨、脾主肌肉等理论,而选用补肝肾、益气血一类药物,如六味地黄汤、八珍汤之属。

4. 加强护理　　实践证明,精心的护理对于促使骨折的愈合,预防并发症的发生,均具有积极的作用。例如,为防止褥疮的发生,应经常热敷臀部,并搽以痱子粉,必要时可加用气垫;经常叩击病员背部,鼓励病员把痰吐出来,这对于防止坠积性肺炎的发生是有效的;多饮开水或多食青菜水果,对防止尿路感染和便秘的发生是有一定作用的。

5. 相关临床研究　　笔者通过非手术治疗19例股骨颈骨折患者,经摄片证实愈合者14例,不愈合者5例,治愈时间最短3个月,最长半年许。

愈合的14例中,功能恢复佳良者11例（患肢无缩短及外旋畸形,髋关节活动好）,满意者2例（髋关节活动有轻度限制,余均正常）,欠满意者1例（髋内翻及缩短3 cm,但可以行走）;在不愈合的5例中,有3例可以扶杖行走,生活能自理,另外2例行动困难,需扶凳跛行,患髋疼痛并有缩短畸形。

基于股骨头供血不足,骨折后局部承受较大的剪力作用,长期卧床容易诱发一些较为严重的并发症等因素,故迄今为止仍把三刃钉内固定术视为治疗股骨颈早期骨折的基本方法。即使这样,其愈合率也不过70%左右。故对股骨颈骨折的治疗,仍是一个比较复杂而尚未得到圆满解决的问题。通过19例疗效观察,笔者初步认识到三刃钉内固定术并不是治疗早期股骨颈骨折的唯一有效途径,中西医结合疗法有值得探索之价值。

股骨颈骨折多发生于老年人,骨折后长期卧床,容易招致一些较为严重的并发症,如坠积性肺炎、尿路感染、褥疮等。然而本书报道的病例,由于医务人员的具体指导,家属的精心护理,除1例发生轻度褥疮得到及时处理外,余均无发生严重的并发症,说明加强护理实是治疗本病的有力措施之一,决不可等闲视之。

临床实践体会,内服中药对于消肿止痛、促进骨折愈合确有一定作用,其机理有待于进一步进行实验研究。此类骨折患者,大多体弱,气血不足、肝肾偏亏者居多,故在用药上要注意固本培元,这是与一般骨折用药的不同之处。另外,我们观察到,股骨颈骨折早期病员,其舌质往往干燥少津,故在活血化瘀的基础上应酌加养阴润燥之品。

为防止患侧下肢外旋畸形的发生,给患者穿一带横木板的鞋子或上一带横木板的石膏鞋,实践证明是有效的。用托马氏架进行大腿皮肤牵引,对于防止由于髋部肌群的收缩而造成的缩短畸形,是一个良好的治疗措施。若单纯地用下肢长托板固定,则是难以做到这一点的。

二、人工股骨头置换术治疗老年股骨颈骨折

(一)治疗方法

我国已进入老龄化社会,老年股骨颈骨折越来越多。近年来采用人工髋关节置换术治疗老年股骨颈骨折的已成为主流。我们用生物型双极人工股骨头置换术治疗老年股骨颈骨折。

1. 术前准备

(1)术前常规检查、患髋的X线片及CT片检查。

(2)患肢行皮肤牵引,术前0.5小时静点抗生素预防感染,入院后2～7天手术。

(3)如合并内科疾病,请相关科室医师协助治疗,病情稳定后行手术。

2. 手术方法

(1)采用硬膜外麻醉或全麻。

(2)取髋关节后外侧切口,取出股骨头后作股骨颈截骨,保留股骨距0.5～1.5 cm。

(3)按测量值选择最小值的双极人工股骨头假体,扩髓至有阻力后选用相同型号假体柄,保证前倾角10°～15°,植入假体,修复关节囊及外旋肌。

置负压引流24～48小时。术后应用抗生素24～72小时。用三角垫保持患肢外展位30°、膝关节屈曲15°。术后6小时开始用低分子肝素钙0.4 mL每天1次皮下注射及下肢空气循环泵治疗,预防下肢深静脉血栓及肺栓塞形成。术后1天后开始患肢髋、膝、踝关节及足趾屈伸功能锻炼,术后3～7天后开始扶助行器下床行走,根据假体植入稳定程度决定患肢负重情况。

3. 疗效评定

(1)优:90～100分。

(2)良:80～89分。

(3)可:70～79分。

(4)差:<69分。

其中疼痛44分,功能47分,下肢畸形4分,髋关节活动度5分,总分100分。

（二）相关临床研究

我们用生物型双极人工股骨头置换术治疗70岁以上老年性股骨颈骨折41例，其中37例患者获随访。结果显示：优25例，良6例，可4例，差2例。优良率为83.8%。

双极人工股骨头置换术治疗老年股骨颈骨折是一种理想的治疗方法。股骨颈骨折的治疗方法颇多，各有其优缺点。保守治疗易发生髋内翻、肢体外旋、短缩畸形、褥疮、泌尿及呼吸系统感染、深静脉血栓等并发症，易引起骨质疏松和肌肉萎缩，死亡率高；随着医疗技术的进步，手术治疗多为首选，内固定治疗适合于Garden Ⅰ、Ⅱ型股骨颈骨折，易发生骨折不愈合、股骨头坏死等并发症。文献报道，75岁以上老年股骨颈骨折不愈合率显著增高；移位型的股骨颈骨折发生的坏死并塌陷的概率为16%～30%，而非移位型骨折为8%～15%。随着假体质量和手术技术的改进，假体置换的疗效显著提高；关节置换被认为是治疗老年股骨颈骨折有效的方法之一。双极与单极人工股骨头相比，双极股骨头具有双动特征，关节活动由内外关节共同承担，可减少骨性髋臼磨损，在减轻疼痛、改善关节功能、步行速度及关节活动范围等方面双极股骨头均优于单极股骨头。双极人工股骨头置换术与全髋关节置换术在住院时间、术后引流量及术后1年髋关节功能方面比较，差异无统计学意义；而在手术时间、术中输血量、术中出血量、住院费用方面比较，双极人工股骨头置换术组优于全髋关节置换术组；所以，双极人工股骨头置换术对于少数身体状况差且伴有较多基础疾病、伤前活动量小或受伤前伤肢已有功能障碍的高龄患者可作为首选。因为双极人工股骨头的优点在于它有两个活动中心，第二中心承受及中和全部作用力的70%左右，大大减少对髋臼的撞击和磨损，因而不需要处理髋臼，操作相对简单、手术创伤小、时间短。并且老年人寿命短，活动量少，行动缓慢，磨损较小；所以，双极人工股骨头置换术在老年股骨颈骨折患者中的治疗效果较好，更适合老年患者，可显著改善老年患者的生存质量；对于老年股骨颈骨折是一种理想的治疗方法。

生物型双极人工股骨头优点：生物型假体与骨组织的界面具有骨长入和重新塑形的潜能，使假体固定更牢固、时间更长；失败率低，翻修容易。缺点：严重骨质疏松的患者早期固定不够牢固，术后存在大腿痛和松动的问题。骨水泥型双极人工股骨头优点：骨水泥型股骨柄假体早期固定牢固，适合严重骨质疏松的患者。缺点：产生两个独立的界面，骨水泥与骨界面和骨水泥与假体界面，这两个界面间是静态的，没有重新塑形的可能，任何区域的骨水泥环出现松动和失败都没有自身重塑形的能力；骨水泥环间出现间隙会导致某些区域假体与骨直接接触应力集中，固定易失败；股骨髓腔狭窄，很难获得足够的骨水泥环厚度；植入时风险大，易引起低血压，甚至死亡，翻修困难。骨水泥型与非骨水泥型双动人工股骨头置换手术均适用于老年股骨颈骨折患者，且术后近期疗效满意。笔者认为，除严重骨质疏松患者外，采用生物型双极人工股骨头置换术治疗老年股骨颈骨折是一种更好的选择。

总结，笔者经临床观察生物型双极人工股骨头治疗老年股骨颈骨折的疗效令人满意，优点颇多，值得推广应用。

三、闭合复位加髓内钉治疗老年股骨粗隆间骨折

股骨粗隆间骨折指股骨颈基底部至小粗隆水平以上部位所发生的骨折。老年人骨质疏松,跌倒时臀部着地,或因股骨急骤过度外展或内收,都有可能引起。由于该部位血液循环丰富,故骨折后都能愈合,其预后远较股骨颈骨折为佳。

一般都按骨折线的走行方向分为稳定型骨折和不稳定型骨折。骨折线的方向有两种:一种是由大粗隆斜向内下方,至小粗隆上部,为稳定型骨折;一种是由大粗隆下方,斜向内上方至小粗隆上部,为不稳定型骨折。

股骨颈与股骨干之间形成颈干角,通常在127°～135°。若＞135°,则为髋外翻;＜127°则为髋内翻,两者均能影响肢体功能,在治疗过程中应予以密切注意。

(一)诊断要点

(1)跌倒时有臀部着地史。

(2)大粗隆部位肿胀,或有皮下瘀斑,局部压痛明显,叩击痛阳性。

(3)患者下肢外旋畸形,可达90°。

(4)骨盆X线片可明确诊断。

(二)临床研究

我国已进入老龄化社会,老年股粗隆间骨折越来越多;早期的手术治疗可以预防因长期卧床导致的并发症,降低病死率和致残率。老年股骨粗隆间骨折手术治疗的原则就是坚强内固定,早期功能锻炼和手术创伤小。国际内固定协会(AO/ASIF)于2009年6月推出的专为亚洲人设计的亚洲型股骨近端防旋髓内钉(PFNA-Ⅱ),更符合BO微创治疗原则,使手术成功率显著提高。我们采用闭合复位PFNA-Ⅱ微创治疗老年股骨粗隆间骨折49例,其中41例获随访。

1.手术方法

(1)在麻醉成功后,患者仰卧于骨科牵引床上,将健肢髋关节外展50°、屈膝90°位固定于牵引架上。

(2)将患肢外展外旋手法牵引复位后,将足固定牵引架上,使患肢中立位,并与躯干保持10°～15°内收位。

(3)在C形臂透视下持续牵引患肢闭合复位,牵引复位骨折端,正位:颈干角恢复;侧位:无骨折端的前后成角。

(4)复位满意后,自股骨大粗隆顶端向头侧做一长3～5 cm的外侧切口,切开阔筋膜,钝性分离臀中肌。

(5)触及股骨大粗隆顶点或稍偏外侧为进针点,插入导针,透视导针完全位于髓腔内,沿导针开口扩髓,轻轻旋入合适长度的PFNA-Ⅱ主钉。

（6）根据经过主钉打入股骨头内的螺旋刀片位置调整主钉的插入深度，螺旋刀片应位于股骨颈的中下 1/3 处，不要紧压股骨矩。

（7）主钉位置满意后，连接瞄准器，经过瞄准器插入保护套筒。

（8）套筒顶到股骨外侧皮质后，经套筒插入股骨颈内导针，确保尖端位于股骨头关节面下 5～10 mm。

（9）透视下正位导针位于股骨颈中下 1/3 处，侧位导针位于股骨颈正中位或稍偏后。

（10）测深，扩外侧骨皮质，将选好长度的螺旋刀片直接打入，位置满意后，锁定螺旋刀片。

（11）远端瞄准器导引下拧入远端锁定螺钉。

（12）拆除瞄准器和插入手柄后拧入尾帽，C 形臂透视位置满意，固定牢固后；冲洗并关闭切口。

2. 术后处理

（1）术后常规给予抗生素预防感染 24～48 小时，术后第 1 天开始用低分子肝素钙 0.4 mL 每天 1 次皮下注射，用药 5 周配合下肢空气循环泵治疗，预防下肢深静脉血栓及肺栓塞形成；并予以消肿治疗。

（2）术后血红蛋白＜7 g/L，给予输红细胞悬浮液，纠正贫血。

（3）术后在床上开始股四头肌等长收缩练习，第 2 天开始患肢髋、膝、踝关节及足趾屈伸功能锻炼。

（4）根据骨折类型、骨质疏松程度、复位情况决定何时负重。鼓励患者尽早下床逐步负重功能锻炼，对于稳定性骨折，轻度骨质疏松并解剖复位患者，一般 3～7 天开始下床扶双拐或助行器患肢部分负重功能锻炼（负重力量：10～20 kg），4～6 周后患肢逐渐完全负重功能锻炼；对于不稳定性骨折并且严重骨质疏或复位差的患者，2 周后开始下床坐轮椅或扶双拐患肢不负重功能锻炼，定期复查 X 线片。视骨折愈合情况决定患肢负重情况，如果患者体质差，一般术后下床时间要晚一些，一般术后 2 周后坐轮椅下床患肢不负重功能锻炼。

3. 疗效评定

（1）复位质量

1）优（Ⅰ级复位：正位 160°，侧位 180°）。

2）良（Ⅱ级复位：正位 155°，侧位 180°）。

3）可（Ⅲ级复位：正位＜150° 或侧位＞180°）。

4）差（Ⅳ级复位：正位 150°，侧位＞180°）。

（2）髋关节功能评分

1）优：90～100 分。

2）良：80～89 分。

3）可：70～79 分。

4）差：＜69 分。

其中疼痛 44 分，功能 47 分，下肢畸形 4 分，髋关节活动度 5 分，总分 100 分。

3. 相关临床研究 我们采用闭合复位 PFNA-Ⅱ 微创治疗老年股骨粗隆间骨折 49 例，

其中41例获随访。结果显示:复位质量评定:优25例,良16例,可6例,差2例。采用髋关节功能评分,优25例,良11例,可4例,差1例。优良率为87.8%。

股骨粗隆间骨折的内固定主要分为髓外固定和髓内固定两类。髓外固定主要包括动力髋螺钉(DHS)、股骨近端解剖钢板及倒置使用的股骨远端微创固定系统(LISS-DF)等;髓内固定主要有Gamma钉、PFN和PFNA、PFN A-Ⅱ。DHS的特点是能使骨折端有动力加压、促进骨愈合作用,但其抗旋转能力较差,骨量丢失多,手术创伤较大,因固定力臂长,对于不稳定性股骨粗隆间骨折,钢板表面应力增大,容易造成螺钉切割股骨头或钢板疲劳折断等并发症。股骨近端解剖钢板、LISS-DF固定力臂较髓内钉长,固定强度较其差,容易发生髋内翻畸形,且创伤大,血运破坏多,失血量大,不适于对老年患者应用。Gamma钉的优点是固定力臂短,创伤小,骨折血运破坏少;对于不稳定股骨粗隆间骨折髓内固定明显优于DHS;其缺点是钉尖部易于形成应力集中,而导致应力性骨折,而且股骨头颈内为单根拉力钉,抗旋转作用差。PFN是AO/ASIF针对Gamma钉的缺点作出了相应改进而推出髓内固定的产品,主钉的直径减小不必扩髓,缩短了操作时间;近端可置入2枚中空拉力螺钉,便于操作,具有防旋作用;交锁钉孔以远的髓内钉远端部分较长,可分散骨干部所受的应力,使应力集中有效减小,且材料是钛合金,降低了股骨干骨折和股骨头颈发生旋转的发生率。这些特点使其更适合老年股骨粗隆间骨折。PFNA是针对PFN的不足进行的改进,PFNA弯曲度小,力臂短,并且有滑动加压作用,螺旋刀片直接打入股骨颈内,在打入过程中,通过旋转加压作用,填压骨质,减少松质骨丢失,出血少,这样可以使本来就疏松的骨质变得更加致密,增加了内固定与骨质之间的锚合力,从而使股骨头颈获得坚强的内固定。但PFNA是针对欧美人设计的,而亚洲人与欧美人相比,股骨大粗隆高度较低,股骨外偏角转折点较高。AO/ASIF于2009年6月推出的专为亚洲人设计的PFNA-Ⅱ,经改进设计后更符合亚洲人股骨近端解剖形态,较PFNA有更多优势:股骨近端可保存更多外侧皮质,减少了该处劈裂的风险;导针插入过程更为方便快捷,缩短了手术时间,减少了术中出血量;外偏转折点升高使主钉远端更易置入髓腔正中,降低了术后各项并发症的发生率。

4.手术注意事项

(1)术前仔细阅读X线及CT片,明确骨折的类型、骨质疏松情况、股骨髓腔的大小,然后选择主钉的粗细、长短。

(2)复位:患者仰卧在骨科牵引床上,先将患肢外展15°～30°稍外旋手法牵引,然后将患肢中立位伸直,最后用骨科牵引床来调整骨折复位情况,前后位像达到力线良好,骨折基本对位,颈干角恢复。侧位像达到后侧皮质接触良好,前倾角基本正常。避免下肢过度内收,以免髋内翻畸形的发生。复位时不可过牵,过牵导致骨折不稳定,插入主钉时骨折端容易移位;如果有前后成角可利用固定主钉的导向器,抬高或压低纠正粗隆间的向前成角或向后成角。

(3)主钉进针点选择及置入:在大粗隆顶端中央进钉,置入主钉时轻轻旋入PFNA-Ⅱ,切忌用锤子敲击或暴力置入,以免导致骨折移位或医源性骨折。

(4)螺旋刀片置入股骨颈的位置:正位片上螺旋刀片应在头颈部中下1/3处,但不要紧压股骨矩,否则不易打入;侧位片上应在股骨头颈中央,此位置是主钉持力量最大处;螺旋刀片尖部距股骨头软骨下 0.5 ～ 1.0 cm；螺旋刀片长度选择要注意不要太长，尤其是在测量长度时，要考虑到减去骨折端存在间隙长度。

（5）螺旋刀片是打入形式置入，无骨质丢失，对周围的松质骨造成挤压，提高锚合力；抗拔出力明显提高，更适合老年骨质疏松患者应用。

四、手法治疗儿童胫骨下段骨折

胫骨下段血液供应从骨膜血管及滋养动脉中来源，胫骨干中上段是胫骨滋养血管孔的主要分布位置，从胫后动脉起源，在胫骨后外侧向骨皮质处进入，分为上行支和下行支，数量分别为3支、1支。在胫骨的血液供应中，骨膜正常情况下发挥着较小的作用，但是通常情况下，胫骨骨折会严重破坏滋养动脉的血液供应，在这种情况下，在骨折的愈合过程中，骨膜的血液供应就发挥着极为重要的作用。因此，在对胫骨血液供应进行维持、使骨痂顺利生长得到切实保证的过程中，关键是要促进内固定物刺激及骨膜剥离的减少。胫骨下段斜形螺旋形骨折属于一种下肢骨折，在临床极为常见，临床采用了很多方法对其进行治疗，取得了不同的治疗效果，各种并发症及后遗症极易在不恰当治疗方法的作用下发生。笔者用小夹板外固定加压力垫治疗胫骨下段骨折32例。

（一）手法复位步骤

（1）患者平卧位，膝关节屈曲30°，助手站在患肢上侧，用肘关节套住患者膝后方，另一助手站在患肢足部，一手握住前足，一手把握足跟部，沿胫骨长轴做对抗牵引3 ～ 5分钟，矫正重叠及成角移位畸形。

（2）近端向前移位，术者两手环抱小腿远程并向前端提，一助手将近端向后按压，使之对位。内外侧移位，可同时推近端向外，推远程向内，一般即可复位。螺旋、斜行骨折时，远程易向外侧移位，术者可用拇指置于胫腓骨间隙，将远程向内侧推挤，其余四指置于近端的内侧，向外侧提拉，并嘱助手将远程稍稍内旋，可使完全对位。

（3）在维持牵引下，术者两手握住骨折处，嘱助手徐徐摇摆骨折远段，使骨折端紧密相插。

（4）以拇指和食指沿胫骨前脊及内侧面来回触摸骨折部，检查对位对线情况。

（二）小夹板外固定加压力垫法

（1）骨折复位满意后，取5块小夹板，分后、内、外侧板各1块，前侧板2块，超踝关节固定；内外侧板上达胫骨内外髁平面，下平齐足底，后侧夹板上达膝后，下达跟骨结节上缘。

（2）用绷带制作两块压力垫，1周内，因肿胀明显，应用平垫，厚1 cm、宽4 cm、长6 cm。1周后，肿胀逐渐减退后改用压力垫，厚度0.5 ～ 2.0 cm，依据移位方向，在骨折端加压固定。

（3）小夹板外固定，调整扎带松紧度以上下移动1 cm为度，对骨折部位两点直接加压使其逐渐复位,纠正旋转及侧方移位。

（4）压力垫大小、薄厚应根据个体差异而选择,防止局部压力过大而使局部血供更加紧张。固定期间应严密观察患肢末梢运动、感觉、血运等情况,防止压疮及骨筋膜室综合征发生。治疗第1周每隔2天复查及时调整夹板松紧度,1周后摄X线片,根据拍片情况及时调整压力垫。

（三）相关临床研究

笔者对32例儿童胫骨下段斜形螺旋形骨折患者用手法复位后,用小夹板固定加压力垫治疗。结果显示:骨折解剖复位18例,功能对位14例。消肿时间6～15天,平均8天。经1年随访,按《中医病症诊断疗效标准》评定,治愈31例,好转1例,未愈0例,治愈率为96.9%,好转率为3.1%,未愈率为0%。骨折均愈合,临床愈合时间为4～8周,平均6周。4个月后达骨性愈合,均无继发血管神经损害,无跛行及膝踝关节功能障碍等并发症。

胫骨下段骨折多因扭转和间接暴力产生,多为斜形或螺旋形骨折。治疗时必须保证骨折正确复位,不能有成角、旋转、重叠、移位等现象。治疗胫骨下段斜形螺旋形骨折的目的是恢复小腿的负重能力。目前大量文献报道了治疗胫骨下段斜形螺旋形骨折的方法,意见也不尽相同,但多数学者对单纯胫骨下段斜形螺旋形骨折均主张手法复位,外固定治疗。儿童胫骨骨干骨折患者过去很少建议手术治疗。在Weber等的研究报道中,638例儿童胫骨骨折患者中只有29例患者需要手术治疗,占4.5%。我们有充足的证据表明绝大多数胫骨闭合性骨折通过石膏或支具等非手术治疗达到愈合,其成角畸形均<8°。这种成角畸形无论在生理还是外观上都能接受,很少有例外。外观上可接受的轻度成角畸形既不引起远期骨性关节炎表现也不会或早或晚损坏邻近关节。

在胫骨下段斜形螺旋形骨折的治疗中,单纯利用手法对骨折进行整复很难达到解剖复位,严重的情况下还无法达到功能复位。传统跟骨牵引加小夹板外固定治疗无法为患者早期功能锻炼提供良好的前提条件,患者具有较长的卧床时间;单纯石膏外固定治疗具有较长的固定时间,在用石膏托固定的过程中需要超过膝、踝关节,在这种情况下,膝、踝关节僵硬等并发症就极易在骨折愈合后发生;钢板内固定术治疗需要对骨膜进行大范围剥离,严重破坏了胫骨血供,极易造成骨折延迟愈合或不愈合;交锁钉内固定术治疗患者术后具有较差的骨折端稳定性,尤其是具有较差的抗旋作用;外固定支架治疗术后无法对患者的骨折端进行有效稳定。手法复位小夹板固定加压力垫治疗不需要将骨折端切开复位就能达到解剖对位,创伤较小,不会对骨膜造成损伤,能够将骨折端的血供最大限度地保留下来,为骨折愈合提供良好的前提条件。

手法复位治疗运用按摩法、拔伸法、挤压法、推挤等手法能够对局部经络进行疏通,对肿胀进行消肿,对局部血液循环进行切实有效的改善,矫正重叠及成角移位畸形,纠正螺旋、斜形骨折的移位,使之完全对位。手法复位时应该主动和患者交流,对其直接感受有一个清晰的了解,为手法力度的加大或减轻提供有效依据。同时,还应该多角度推、提,顺势而行,在此过程中严防使用暴力,对强力扭转、挤压等现象进行严格的避免,从而将其小腿肌肉筋膜损伤的发生率降低到最低限度。手法复位后用小夹板固定加压力垫和布带的约束力，能维持复位，小夹板用作胫骨固定时能提供良好外固定把持力，有利于关节的早期活动锻炼。由于夹板的弹性和夹板压力垫，肌肉收缩时的一张一弛，可在肢体内部发生有利于复位、固定和骨折愈合的动力，可以保持复位不变，甚至可使残余的侧方移位和成角移位自行复位。当肌肉收缩时，可使骨折端相互挤压，有利于骨折愈合，并可以避免因为肢体运动受到限制而导致的费用性肌肉萎缩及骨质疏松的产生。压力垫能纠正骨折的畸形移位，最大限度减少骨折端的分离及旋转移位，但应注意分期调整压力垫的厚度及位置，压力垫过厚会出现局部压疮甚至挤压性骨筋膜室综合征等并发症，过薄容易再次造成移位。临床中，笔者认为前期每周1次定期摄片复查，及时调整夹板和压力垫是必要的。根据观察，骨折后6周左右复查X线片可达骨折临床愈合标准，4个月后骨折线消失，达骨性愈合标准。

本研究结果表明，治愈31例，好转1例，未愈0例，治愈率为96.9%，好转率为3.1%，未愈率为0%，骨折均愈合。临床愈合时间为4～8周，平均6周。4个月后达骨性愈合，均无继发血管神经损害，无跛行及膝踝关节功能障碍等并发症，充分证实了手法复位小夹板固定加压力点治疗胫骨下段斜形螺旋形骨折能够提高对患者的治愈率，缩短患者的骨折愈合时间，减少患者的术后并发症，具有较高的有效性和安全性。

总之，儿童胫骨下段斜形螺旋形骨折用小夹板加压力垫固定治疗，疗效确切、方便、无创。

五、经皮穿针固定治疗胫骨内踝移位骨折

胫骨内踝骨折临床上颇为多见。多由自高处跌下，踝部在外翻位着地，被三角韧带强力牵拉所致。

（一）治疗方法

对无移位的内踝骨折，用小夹板或石膏托固定踝关节于功能位即可；对于有较明显移位的内踝骨折，因常有骨膜等软组织被吸入于骨折断片之间，故手法整复多难成功，一般主张手术切开复位并用螺丝钉内固定。笔者在上海市骨伤科研究所马元璋医师的"经皮撬拨疗法"启示下，试用16号针头作经皮固定，一年来治疗5例，均获成功。特作简解如下。

固定用具：16号及12号针头各1～2枚；针筒推进器1只；榔头1把；钢丝钳1把。

操作手法：在常规消毒铺巾和局部麻醉下，先用12号针头套在针筒上刺入骨折间隙，针头紧靠近端骨断面，向前上方撬起，以拨出嵌夹之骨膜，然后将患踝被动背屈90°，术者以16号针头套在推进器上，顶住内踝前方远端骨片，与胫骨纵轴线远端的水平位方向成45°，以榔头缓缓击入，针头约留0.5 cm于皮外，术毕用消毒纱布覆盖，并在踝关节背屈内翻位予以"T"形托板或小腿石膏托固定之。

（二）典型病例

黄某，男，21岁，温州渔械厂工人，2013年10月9日初诊。患者骑自行车时跌倒，右足着

地扭伤,致踝关节肿痛4小时。检查:右胫骨内踝周围软组织明显肿胀伴皮下瘀斑,压痛明显并有骨擦音,踝关节功能障碍。X线正侧位摄片示:胫骨内踝横开骨折,内踝前方分离约0.5 cm。诊断:右胫骨内踝移位骨折。即在常规消毒铺巾局麻下,先用12号针头插入骨折间隙进行撬拨,以解除软组织嵌顿,继后按上述方法以16号针头作经皮内固定,术毕摄X线片复查,骨折断面准确对位,骨折片分离纠正。6周后拆除所有固定的再次摄X片复查,骨折线已模糊不清,嘱其进行踝关节背伸和跖屈功能锻炼。2013年11月19日随访,骨折完全愈合,踝关节功能恢复正常。

(三)体会

踝关节虽较髋、膝关节为小,但承受的负重力却相当大。因此,作为踝关节重要组成部分的内踝,若骨折后对位不良,则可能因组织嵌入断端之间而使骨折延迟愈后甚或不愈合。同时,即使愈合,由于关节面不平整,后期极有可能形成创伤性关节炎,故对此类骨折的治疗,中西医均一致认为,要有良好的对位和对线。

手术切开整复虽能在直视下使骨折片达到解剖复位,但给伤员带来一定的痛苦,甚至有感染并发症的风险。应用粗针头经皮内固定,法简效捷,不需要特殊设备,只要严格按照无菌原则操作,感染机会极少,故笔者认为此法有一定实用价值。

为防止术后感染,促进瘀血吸收和加速骨折愈合,术后适当选用清热、活血、长骨中药内服,如金银花、连翘、丹皮、赤芍、赤小豆、地鳖虫、泽兰叶、牛膝、甘草等均有补益。固定后4～6周拆除固定摄X线片复查,如骨折已基本愈合,则应鼓励伤员进行积极的锻炼,以利功能恢复。

为稳妥起见,术后应进行摄X线片复查,以确定骨折是否已正确对位,如发现位置仍欠理想,应拔除针头重行固定,直至满意为止。

第三节　躯　干　骨　折

一、魏氏治疗胸腰椎压缩性骨折的经验

胸腰椎压缩性骨折为骨伤科临床上颇为多见的损伤。凡从高处跌下,臀部或足跟着地,使脊柱突然屈曲;或弯腰工作时,背部或肩部遭重物打击,均有可能导致此类损伤。

现代医学将脊柱骨折分为稳定型和不稳定型两大类。凡单纯脊柱压缩性骨折,其压缩程度不超过正常的1/2;单纯横突或棘突骨折;第4、5腰椎以上部位的椎板骨折,均属于稳定型骨折范围。凡椎体压缩性骨折,其压缩程序超过正常的1/2;椎体压缩性骨折伴有棘间韧带撕裂;椎体粉碎性骨折者;椎体骨折伴有脱位;第4、5腰椎椎板骨折,均属于不稳定型骨折范围。

根据典型的损伤史,以及腰背剧痛,转侧不利,甚至难以行动,棘突部位触诊有隆起感,并有明显压痛或肿胀,纵向叩击痛阳性,或下肢有不同程度的肌力减退、麻木、腱反射减弱,

大便失禁,小便潴留等,再结合X线摄片检查,通常诊断并无困难。

已故著名骨伤科专家魏指薪教授,学识渊博,经验丰富,对胸腰椎压缩性骨折的治疗颇有独到之处,兹介绍如下。

(一) 手法复位

魏氏认为,对稳定型胸、腰椎压缩性骨折及部分不稳定型骨折(不包括骨折脱位及严重粉碎性骨折),早期在牵拉姿势下施以手法按压局部,是很有必要的。这不仅对改善压缩程度有帮助,而且能纠正伴随骨折而并发的小关节错位,使脊柱的正常生理弧度得到一定程度的恢复,笔者经长期临床实践,证实这是十分宝贵的经验。

具体操作方法:患者俯卧位。助手甲双手握住患者两侧腋窝部,助手乙站在床上,双手固定患者双踝关节,并将两侧下肢缓缓提起,直至患者腹部离开床面为止,术者双手重叠,按住骨折部位,以恰当的力量向下连续按压3～5下。

在手法操作过程中,往往听到或感到手下有复位的弹响声。术后多数患者有不同程度的轻松感。

(二) 药物外敷

局部肿胀较明显者,宜选用断骨丹外贴,通常均采用碎骨丹外敷。该两药均有活血、消肿、镇痛、长骨之功效,为魏氏伤科之秘方。前者长于退肿,后者则功擅长骨。其具体与方法请参阅李国衡教授编著的《伤科常见疾病治疗法》一书。

(三) 中药内服

骨折早期3～5天内,多数患者有不同程度的便秘、腹胀、腹痛等症状。现代医学认为这是腹膜后血肿刺激交感神经所致。以中医观点分析之,则属瘀血内阻,不通则痛之候。急予破血下瘀,桃核承气汤主之(桃仁、大黄、桂枝、甘草、元明粉)。

待上述症状改善后,宜内服四物止痛汤(当归、川芎、赤芍、生地黄、制乳香、制没药、夜交藤)加地鳖虫、煅自然铜、骨碎补、炒川断、鹿角片、陈皮等,以奏活血化瘀、理气止痛、和营续骨之功。

2周后,诸症均见明显减轻,唯有腰部酸痛、精神不振等症候。如辨证为气血不足者,宜八珍汤内服;中气下陷者,补中益气汤主之;心脾两虚者,归脾汤予之;肾阴不足者,六味地黄汤效佳;肾阳不足者,宜服金匮肾气丸。

(四) 功能锻炼

功能锻炼对损伤的防治作用,归纳起来有:活血化瘀、消肿定痛;濡养患肢关节经络;加速骨折愈合;防止筋肉萎缩;避免关节粘连和骨质疏松;扶正祛邪,有利于肢体功能的全面恢复。魏氏伤科对此异常重视，称为"导引术"，贯彻于损伤治疗的全过程，这与现代医学的观点不谋而合。损伤早期，待疼痛稍有缓解，即嘱采用"仰卧拱桥式"导引：患者仰卧，两手撑腰作支撑点，两下肢屈膝成90°，以后枕部及两肘支撑上半身，两脚支持下半身，用力向上挺腹，成半拱桥势。每天3次，每次10～20下，视体力情况而定。此法对加强腰背部肌肉及腹部肌肉力量有较好效果。2周后体力已逐渐恢复，疼痛明显减轻，此时宜加用"飞燕点水式"导引：患者俯卧，双上肢伸直置于背后，两下肢伸直，使上身及两下肢同时背伸。每天3次，每次10～20下，此为加强背肌力量之常规锻炼法。纵观魏氏伤科治疗胸腰椎压缩性骨折之经验，集手法、内外用药及功能锻炼于一炉，充分掌握轻重缓急，严格遵照循序渐进之规律，因而疗效卓著，足资后学借鉴。

（五）注意事项

中医伤科治疗范围基本上属于稳定型骨折。对不稳定型中的椎体压缩超过1/2者，或伴有棘间韧带断裂者，也可施以手法治疗；但对椎体粉碎性骨折，或椎体骨折伴有明显脱位，或第4、5腰椎椎板骨折者，手法应属禁忌之列。

术后应卧硬板床休息，骨折部位垫以薄枕头，使其腰背部稍呈过伸位。卧床时间一般需要6～8周。

对不稳定型骨折，尤其是骨折、脱位伴有截瘫者，应请骨科会诊，必要时作椎板减压术，可能对功能的恢复有一定帮助。多年前，上海市骨伤科研究所汤华丰教授来温州市会诊期间，谈及椎板减压术时说，根据他个人的实践经验及目前一些脊柱外科专家的看法，对脊柱不稳定型骨折采用椎板减压术，效果并不理想，有时反而会影响脊柱日后的稳定性，故目前多倾向于保守治疗。

二、新型方法围胸固定肋骨骨折

肋骨连接于胸骨与脊柱骨之间，左右共12对，构成胸廓，具有保护内脏的作用。

肋骨形弯而扁，前1/3部分为软骨，第1～6肋的软骨直接与胸骨连接，第7～10肋的前端则借助于肋弓与胸骨相连，第11～12肋游离，称为浮肋。

肋骨骨折为临床常见之损伤，发生部位以第7、8、9肋骨为多见。多由于直接或间接暴力所致。

（一）诊断要点

（1）有明显的外伤史。特别是胸廓直接受到碰、撞而引起的肋骨骨折居多。

（2）胸胁部疼痛剧烈，活动胸廓如咳嗽、翻身等，可使症状加重。

（3）有固定之压痛点，胸廓挤压试验阳性。

（4）嘱伤员做深呼吸或用力咳嗽时，在骨折部位有时可扪及骨擦音。

（5）肋骨骨折伤员，若有呼吸急促，唇紫鼻煽，心烦咯血症状者，表示骨折断端可能刺破胸膜甚至戳破肺脏或肋间血管,造成气胸、血胸等,此时常在皮下扪及捻发音。

（6）胸部肋骨平片可以明确骨折之部位及血、气胸之程度。若系肋软骨骨折,则X线摄片无法显示。

（二）临床研究

肋骨骨折一般用胶布、多头带或绷带固定,往往因固定不牢固促成骨折移位,有人还常常因用胶布出现皮肤过敏现象。而我们介绍一种用绷带越肩带硬纸壳围胸固定肋骨骨折的方法。

1. 材料和制作

（1）材料及介质选用中号绷带 8 cm × 600 cm,小号绷带 4 cm × 600 cm 各1只,一般硬纸壳一张。中药分期分别研磨,蜂蜜已备,外敷药饼待用。

（2）制作方法:制作的硬纸壳高度要求如下。

1）上超骨折肋骨上3条肋骨,下越骨折肋骨下3条肋骨;如果第10、n肋骨骨折,上超4条肋骨,下平肋弓锁骨中线处;横径按男女老少的比例按取硬纸壳。

2）如果前肋骨折,横径是胸骨同侧外缘至腋中线;腋下骨折,横径是锁骨中线至同侧肩胛骨中线;后肋骨折,横径是胸椎同侧外缘至腋前线。

3）剪成形后,修剪四角呈弧形,磨平锋缘,边缘用粘胶纸贴1周,防止皮肤擦伤,在制作的硬纸壳左右边缘3 cm处用刀片划一竖线（穿透）,线长以中号绷带宽为度,上下位置适中,用中号绷带的一端穿过两口,制成带硬纸壳的绷带。1条肋骨多处骨折,骨折两端较近的用一张硬纸壳,骨折端两处较远的要用两块硬纸壳,制好的带硬纸壳绷带。

2. 治疗方法

（1）固定方法

1）患者坐位,取1条小号绷带1 m,放在胸前正中线,跨越肩部,后置背正中线,呈"n"状。

2）取已制好的带硬纸壳绷带,内附药饼置于骨折处,上下左右适宜。

3）硬纸壳上的绷带按顺时针呈覆瓦状在胸廓缠4～5圈,始端留在外,将绷带缠尽,末端与始端绷带打结,结头在背部卧床垫压不适,围胸绷带松紧度可用跨肩绷带调节,一般2～3天自我调节1次。

（2）中药内外治疗

1）骨折1周内外敷:取制乳香、没药各20 g,炒白芥子10 g,胆星10 g。内服桃红四物汤加减:桃仁10 g,红花3 g,当归10 g,川芎6 g,枳壳8 g,盐肤木20 g,丹参10 g,炒白芥子10 g,桔梗10 g,地龙10 g,生甘草6 g,共7剂。

2）骨折2周内外敷:取制乳香、没药各加20 g、骨碎补15 g,内服柴胡疏肝散加减:柴胡6 g,赤芍、白芍各12 g,香附6 g,川芎6 g,枳壳8 g,地鳖虫6 g,当归10 g,川断10 g,地龙10 g,骨碎补10 g,共7剂。

3）骨折2～3周外敷:药同第2周。内服八珍汤加味:党参30 g,茯苓10 g,白术10 g,炙甘草6 g,当归10 g,川芎10 g,地龙10 g,川断10 g,骨碎补10 g,狗脊20 g,地鳖虫6 g,寄生12 g,枳壳8 g。共7剂。

外敷药将上述中药分期分别研磨,用蜂蜜调饼状附硬纸壳内,外敷骨折处,3～4天换药1次,各治疗7天。中药每天1剂,水煎服用,各服7天,共治疗3周,3周后以辨证施治处理。

3. 临床愈合标准

(1) 局部无压痛,胸廓前后无挤压痛。

(2) 局部无异样活动。

(3) X线片显示骨折模糊或有少、中量骨痂生长。

(4) 扩胸、转侧、后仰每连续做5次以上骨折处不痛者。

连续观察3天,体征检查无痛,无异常活动,功能活动不痛,则观察的第1天为临床愈合日期。

4. 相关临床研究　　笔者使用绷带越肩硬纸壳围胸固定,临床治疗102例。结果显示:3周固定解除后,均达到临床愈合,最快20天,最慢43天,平均23天。

用本法固定肋骨骨折防止了外固定移位滑脱。由于可及时调节松紧度,既减少了胸壁生理障碍呼吸运动,同时也不妨碍呼吸,咳嗽、咯痰,使骨折断端减少移位,达到减轻疼痛。加快骨折愈合的目的,特别是多发或多处骨折者,能减少胸壁浮动,防止或有限地纠正胸廓内陷。固定后,一般都能立即下地行走,避免了早期处理并发症。内服与外敷药物,对纠正因损伤而引起的脏腑、经络、气血功能紊乱,促进骨折的愈合均有良好作用。

肋骨骨折如并发气胸、血胸者,应速请胸外科会诊,切莫大意,以免招致不良后果。肋骨骨折后,大多伴有轻度的血、气胸存在,可不必进行处理,经用药后通常会自行吸收。西医骨科常用胶布固定,对镇痛有一定作用。以10 cm宽之长胶布,呈叠瓦状,粘贴胸部,前后均应超越中线。1周后,伤员的疼痛等症状有所缓解后,应鼓励其起床在室内缓缓行走,如有咳嗽,应尽量把痰咯出来。李国衡教授认为,这样做有宣畅气机的作用,能加速骨折愈合,提高疗效。

第四章　筋　　伤

一、颈椎病

颈椎病，又称颈椎综合征。系指颈椎及其软组织退行性改变或颈椎间盘突出等因素，刺激或压迫颈部神经根、血管及脊髓而引起的临床综合征候群。笔者临床体会，本病发生与年龄、劳损及风湿等因素有关。

（一）诊断要点

（1）本病多见于中年以上的成人，一般均有不同程度的劳损史。

（2）单侧或双侧上肢酸痛兼有麻木感，还可能有头痛以及颈项牵掣不舒等症状。

（3）颈椎棘突有压痛，有时某一棘突偏歪。

（4）X线片提示颈椎生理弧度变直，椎体前后缘有骨质增生，偶尔可见到颈椎间隙或椎间孔变窄和项韧带钙化等改变。

（5）颈椎间盘突出症，上肢的神经反射多有所改变。如肱二头肌反射减弱，则表明颈椎5～6椎间盘突出；肱三头肌反射减弱，则为颈椎5～6椎间盘突出；桡骨膜反射减弱，则有可能颈椎5～8椎间盘突出。

（6）颈椎病要与肘管综合征相鉴别。当无名指及小指出现麻痛，用不上劲，应及时到医院骨科就诊，拍X线片，做肌电图检查。肌电图往往显示尺神经感觉和运动波幅减弱，是确诊肘管综合征的重要依据。早期可予保守治疗，如应用活血通络中药及神经营养药物沛无论宁，如保守治疗效果不佳，应及时手术治疗。无论是何原因引起的尺神经卡压，都应及早手术解除卡压因素，切莫等到晚期出现爪形手再治疗，那样神经恢复效果会大打折扣。

根据临床表现，目前将颈椎病大致分为下列四型。

（1）神经根型：以颈神经根受累为主要特点的颈椎病，称为神经根型颈椎病。表现为头、颈、肩处有定位性疼痛，颈部功能不同程度的受限，上肢有反射痛，手指麻木，少数患者还可出现肌肉萎缩。

（2）脊髓型：以颈脊髓受损为主要特点的颈椎病，称为脊髓型颈椎病。表现为颈肩痛伴有四肢麻木，力量减弱或僵硬，行动笨拙甚至不能站立与行走，部分病例出现胸或腹部有束带感，大、小便失禁等。

（3）椎动脉型：颈椎的不稳定，椎间盘侧方的突出，以及钩突关节的增生，均可直接刺激椎动脉使之痉挛，或直接压迫使之扭曲、狭窄或闭塞，继而产生基底动脉供血不全。临床上表现头晕、恶心、呕吐、四肢麻木、力弱，甚至猝倒，但意识无障碍。症状的出现常与头颅转动有关。

（4）交感神经型：以头颈、上肢的交感神经功能异常为主要特点的颈椎病，称为交感神经型颈椎病。有头痛或偏头痛，平衡失调，心前区疼痛，心律失常，视力模糊，多汗或无汗，以及由于血管痉挛而出现的肢体发凉，指端发红、发热、疼痛或感觉过敏等症。

对于一个患者来说，有时并不只有一种类型的症状，可能有两种或两种以上类型的症状同时出现，临床上称为综合型颈椎病。

必要时，应作磁共振或CT检查，以进一步明确诊断。

（二）手法治疗

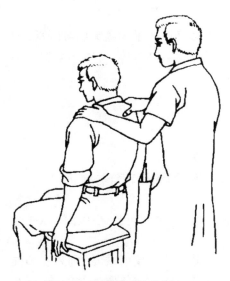

图4-1　旋颈松肩法步骤一

1. 旋颈松肩法　　此为颈椎病及落枕的常规手法，效果较好。

（1）患者正坐。术者用双手指提拿肩部两侧斜方肌，使之松舒（图4-1）。

（2）将患臂上举过头，手心朝上。术者一番托其肘部，另一手以手心对患者手心，直线向下按压1～2分钟（图4-2）。

（3）将患侧肘部屈曲，手臂从患侧腋下向后拉出，使肩部肌肉放松（图4-3）。

（4）术者用一手食指和中指置于患侧耳部前后，用手掌托住下颌部，令患者向健侧看。另一手握住手腕部，使患侧手臂上举过头，并缓缓用力向后放下（图4-4）。

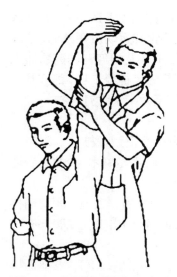

图4-2　旋颈松肩法步骤二

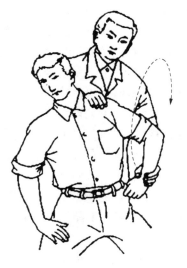

图4-3　旋颈松肩法步骤三

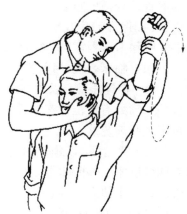

图4-4　旋颈松肩法步骤四

（5）术者一手固定下颌部，并用肘部按住患侧肩部。另一手置于患侧耳后，前臂掌侧紧贴头顶部。双手同时用力向相反方向扳拉，可听到斜方肌粘连松解的响声（图4-5）。

（6）术者一手固定下颌部，另一手揿定后枕部，在颈部略微后伸姿势下，双手同时密切配合，用恰当的力量使头部向左、右侧旋转，此时可听到弹响声，示意手法成功（图4-6）。

如双侧上肢均有酸痛木麻感，应按上述步骤，左右上肢同时操作。

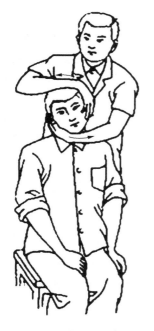 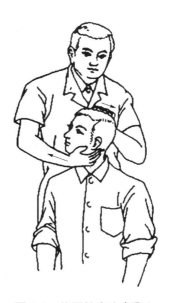

图4-5　旋颈松肩法步骤五　　　　　图4-6　旋颈松肩法步骤六

2. 推扳法　凡颈椎两侧软组织痉挛明显，或兼有头痛者，运用此法，有时疗效显著。

患者正坐，术者站在一侧，用双手大拇指指腹将头半棘肌、头夹肌和颈夹肌等，自颈椎棘突边缘由上而下向外侧紧推，左右轮换操作（图4-7）。

3. 棘突偏歪纠正法　触诊若发现某一颈椎棘突有偏歪时，用此法纠正，奏效迅速。

以颈椎棘突偏右为例。患者正坐，术者站在后方。左手拇指顶住向右偏歪之棘突，其余四指紧贴后枕部。右手掌托住患者左面颊及颏部。在颈部微屈并牵引姿势下，双手同时密切配合，用恰当的力量使头部向右侧转动，即可听到弹响声，同时感觉指下棘突向左移动（图4-8）。

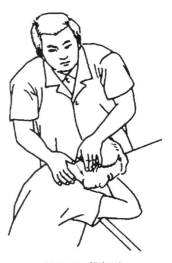

图4-7　推扳法

（三）中药应用

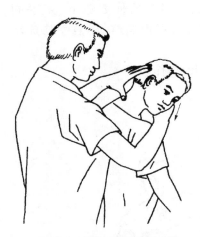

图4-8　棘突偏歪纠正法

颈椎病多属慢性发病,适当配合中药治疗是必要的。以中医理论分析,可分多种类型:凡证见上肢肌肤麻木不仁,脉微而涩者,属气血两虚、营卫不和之候,治宜补益气血、调和营卫,黄芪桂枝五物汤(附方20)加当归主之;凡痛势较剧,颈项牵掣不舒,脉沉紧者,属阳气不足、寒湿凝滞之候,法当温阳益气、散寒止痛,乌头汤(附方21)主之;若证见头晕头痛,胸闷口苦,纳谷不香,苔黄腻,脉弦滑者,属湿热中阻、肝阳上扰之候,治宜清化湿热、平肝潜阳,温胆汤(附方22)加味;凡证见头痛头晕,耳鸣耳聋,视物模糊,舌红少苔,脉细数者,属肝肾阴亏、虚阳上扰之候,治宜养阴、平肝、潜阳为法,杞菊地黄汤(附方23)加石决明主之。此外,二参汤(附方24)、加味芍药甘草汤(附方7)、桂枝加葛根汤(附方25)等皆可酌情应用。

（四）典型病例

例1　王某,女,45岁。2012年12月6日初诊。

主诉:颈项酸痛、活动困难,伴右上肢发麻2月余。X线片提示第4、5、6颈椎肥大性改变,椎间隙正常,生理弧度变直。曾经针灸、推拿、理疗及中西药物对症处理,症状无明显改善。后来瑞安市中医院伤科就诊。每周予以旋颈松肩法2次,同时配合四肢洗方(附方1),热敷颈项部,内服黄芪桂枝五物汤(附方20)加制川乌、制草乌各5 g(与白蜜一起先煎30分钟),僵蚕10 g、炙麻黄5 g、当归10 g、鸡血藤15 g、白蜜30 g。经1个月治疗,颈椎活动恢复正常,症状消失。3年后随访未复发。

例2　戴某,女,46岁,2013年10月16日初诊。

主诉:颈项酸痛伴右上肢麻木已1周。颈椎正侧位摄片显示第5颈椎椎体骨质增生,生理弧度变直。体格检查:第5颈椎棘突偏右。予以棘突偏歪纠正法2次后,疼痛及麻木消失。

（五）体会

对颈椎病的治疗,以往多主张以格里森氏(CJlisson's)牵引为主(图4-9),或配合理疗等,有一定效果。近年来,运用伤科手法为主,辅以中药治疗,疗效比前者更好。

手法治疗的机理,冯天有主任认为,手法可纠正。颈椎解剖位置的轻微变化,使之恢复原颈椎间的内外平衡关系,解除对侧索的牵扯,从而使症状随之减轻或消失。

笔者曾治疗一例颈椎病患者李某,男,65岁。X线片提示颈椎肥大伴四、五间隙明显狭窄。予以棘突偏歪纠正法1次后,结果上下肢麻木加剧,步履发生困难。后行格里森氏牵引疗法,配合中西药物对症处理,经两个多月才转危为安。由此体会到:凡颈椎肥大伴有椎间

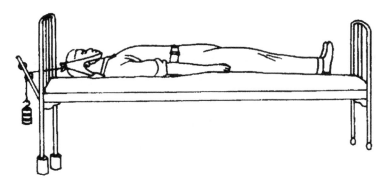

图4-9 格里森氏牵引法

隙明显狭窄者,表明颈椎间盘有变性或损伤,旋转颈椎之类的手法应慎用或最好不用,以牵引疗法为主较安全。

颈椎牵引是法国人格里森氏于17世纪开始使用,至今普遍应用于颈椎骨折、颈椎病的治疗,乃至成为家庭的保健疗法。

但是使用该牵引的时候,要注意下述几点。

(1)牵引重量为5～8 kg,开始时要轻一些,待患者适应后才逐渐加重。

(2)牵引时,头部的床脚应垫高20 cm,使头高脚低,形成牵引态势。

(3)每天牵引2～3次,每次以1小时为限。

(4)总的牵引时间,以4～6周为一疗程。对于神经根型颈椎病来说,格里森氏牵引疗法是最安全行之有效的办法。

颈椎牵引,最好采用平卧位。因为人平卧后,头颅有床垫,不需要颈肌来支撑着,颈肌也就松弛了。因此,卧位牵引是颈椎牵引比较科学的方法。而且在坐位姿势下进行牵引,颈肌为了支撑头颅,是处于紧张状态的。因此,坐位牵引往往达不到效果。

必须指出的是,颈椎牵引疗法主法适用于神经根型颈椎病,即表现为肩背痛,上肢麻木或疼痛的颈椎病。对有头晕、头痛或颈曲变直,颈椎生理弧度反曲的颈椎病,则不宜作牵引疗法。因为这类颈椎病,多为椎动脉型,牵引会引起椎动脉痉挛,加重头晕。有人认为,脊髓型颈椎病也不宜进行格里森氏牵引。总之,作者认为,患者如果通过牵引,自我感觉良好的,应把牵引作为适应证;如果在牵引过程中,自觉不舒服,且症状有所加重者,则应祛除牵引,改用其他疗法。

改变工作时的姿势也应予重视。颈椎病的大多数患者,虽然无明显的外伤史,但很多人有较长时间在低头姿势下工作史。例如,长期以电脑操作为职业者、装配工等。如果不改变他们的职业或改善其工作环境,则很难收到预期的效果。

外灸对颈椎病有一定的效果。如以头痛为主,则取合谷、太阳、印堂针之,或用耳针;后头痛取风府、风池、昆仑;巅顶痛取百会、太冲、昆仑;头昏取合谷、印堂、风池针之。

对久治不愈的颈椎病,特别是颈椎间盘突出较明显的患者,如果经保守疗法无效,且出现四肢麻木,大、小便障碍,膝关节、踝关节阵挛等征象者,应建议骨科会诊,必要时可进行手术治疗。手术疗法虽有一定效果,但风险较大,应严格掌握手术适应证。

人到中年后,体内组织骨骼逐渐衰老,功能减退,易形成骨刺。还有些人长期从事一项工作,致使颈项、腰背、膝关节过度活动或运动过多,经年累月的磨损,也易出现骨质增生。如果增生没有压迫滑膜、肌腱、神经根等,就不会有痛苦的症状,也无须治疗。X线片显示有增生,却未必一定有颈项、腰背、膝关节处疼痛症状。那么,怎样才能知道自己有骨质增生性疾病呢? 可以先自查,如有下列情况的,应到医院去检查。

(1) 颈项、腰背常常发硬感,适当活动有所缓解,但反复发作者。

(2) 颈部疼痛,活动后上臂和手部有放射痛,或四肢麻木,活动不灵敏。

(3) 腰部疼痛范围固定,偶尔腿也疼痛,不能走远路,或小腿活动不灵便,不受人的意志支配等。

(4) 膝关节肿胀疼痛,下楼及下蹲时加重。

(5) 足跟部内侧有固定部位的疼痛。

对于上述症状,用中药或牵引等治疗,大部分可以治愈或好转,只有少数严重患者才需手术治疗。

配合功能锻炼能提高疗效,其方法如下。

(1) 颈部旋转锻炼法:患者颈部作顺时针及逆时针缓缓转动,每天3次,每次各15～20下(图4-10)。

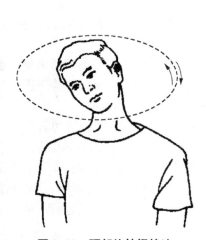
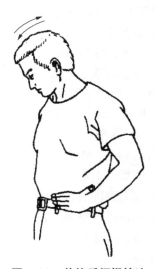

图4-10 颈部旋转锻炼法　　　　　图4-11 前俯后仰锻炼法

(2) 前俯后仰锻炼法:开始时头尽量前俯,使下颏能碰到或接近胸部,然后缓缓将头尽量后仰,如此反复轮流操练。每天3次,每次15～20下(图4-11)。

(六) 临床研究

1. 交感型颈椎病　　交感神经型颈椎病为临床上常见病种,指由因颈椎劳损、退行性变、外伤等原因,使颈椎间组织失稳及错位,产生无菌性炎症,对颈交感神经节交通支产生刺激,引起自主神经功能紊乱,多表现为交感神经兴奋症状。目前对其治疗方法较多,但因其症状表现常涉及全身多个系统,故多数仅仅对症的治疗仅是治标不治本。我们用旋颈松肩法配合加味泽泻汤治疗交感神经型颈椎病。

(1)临床表现

1)症状

颈背部症状:时有颈、肩、背部酸胀或疼痛、颈枕部胀痛。

头部症状:时有头痛、偏头痛、头胀、头晕、头昏。

五官科症状:时有耳聋、耳鸣、耳胀、耳痛、听力下降,鼻腔疼痛或异样感、口干、舌麻、咽燥、咽部异物感、视物模糊、眼胀、眼痛、眼眶胀痛。

神经内科症状:时有记忆力减退,近事遗忘、共济失调、呕吐或干呕、恶心、睡眠差、四肢发麻、步态不稳。

心血管科症状:时有局部或上半身汗多、高血压、低血压、血压不稳、心慌、胸闷、四肢发凉、发木、一侧面部感觉异常(热、胀、麻)。

其他:时有呃逆、月经异常、怕冷、怕热、胃肠功能紊乱、二便异常(无规律)。

2)体征:颈椎存在压痛点、结节或条索物、颈椎侧弯、旋转、颈椎结构畸形。上胸椎($T_{1\sim6}$)存在压痛点、结节或条索物、胸椎侧弯、旋转、胸椎畸形。

3)影像学检查

X线片:颈椎不稳,颈椎或胸椎旋转、侧弯,椎体后缘或钩椎关节增生,颈椎弧度改变,颈椎畸形(颈肋或融合椎),椎间隙改变,寰枢关节半脱位。

CT或MRI:寰枢关节半脱位。茎突过长,颈椎或上胸椎椎间盘突出,颈椎或胸椎椎管狭窄,后纵韧带骨化,黄韧带肥厚,关节突或钩椎关节增生。

TCD或彩超:一侧或两侧椎动脉狭窄,痉挛,血流速度变快、变慢、不等。

(2)交感型颈椎病诊断标准

1)六大类症状中至少有3类以上的症状。

2)两大类体征中至少有1类。

3)三大类影像学检查中至少有1类(每类症状、体征、检查中内容不必同时存在)。

同时满足1)、2)、3)者才可纳入诊断标准,纳入标准中须同时排除有心血管病、精神病、神经内科疾病、五官科疾病、内分泌疾病。

(3)治疗手法:旋颈松肩法。

(4)加味泽泻汤介绍

1)药物组成:泽泻30 g,白术10 g,天麻10 g,陈皮10 g,茯苓10 g,姜半夏10 g,随病情加减。

2)加减:凡症见上肢肌肤麻木不仁,脉微而涩者,属气血两虚、营卫不和之候,合黄芪桂枝五物汤加减;凡症见痛势较剧,颈项牵掣不舒,脉沉紧者,属阳气不足、寒湿凝滞之候,合乌头汤加减;凡症见头晕头痛,胸闷口苦,纳谷不香,苔黄腻,脉弦滑者,属湿热中阻、肝阳上亢之候,合温胆汤加减;凡症见头晕头痛,耳鸣耳聋,视物模糊,舌红少苔,脉细数者,属肝肾阴亏、虚阳上扰之候,合杞菊地黄汤加减。水煎服,每天1剂。每7天调方1次,连服2周为1疗程。

（3）相关临床研究：纳入标准的60例患者，均采用旋颈松肩法配合加味泽泻汤治疗，进行疗效判定。并对治疗前后进行症状评分比较。结果显示：60例中，痊愈率为53.3%，总有效率为96.7%；治疗后的症状评分显著高于治疗前的症状评分。

近年来，人们逐渐认识到颈椎不稳定是交感神经型颈椎病发病的重要因素。笔者认为，从颈部的解剖结合生物力学可以看出，颈椎的大部分屈伸及旋转活动发生在颈部的中下段，而颈部中下段的肌群主要有颈背部肌群及斜角肌群，起止点多在颈肩交界附近，故旋颈松肩法中肩关节配合头部的被动运动可有疏通颈肩部经络、行气活血之功，缓解局部肌肉组织的痉挛，使血液循环加速，修复受损的肌肉，提高肌肉活性，改善交感神经刺激的症状。交感神经型颈椎病是由于颈椎间盘发生退行性改变或颈椎节段性不稳等因素，刺激交感神经所致，采用旋颈松肩法施以轴向牵引力，可扩张颈椎间盘空间，使中央产生真空，同时拉伸后纵韧带，以减轻椎间盘突出，改变突出物与交感神经的位置关系；而后在牵引状态下做旋转手法操作，引起椎间关节的运动和位移。椎间关节是真正的滑液关节，力学状态的改变可减轻或消除有关的滑液炎，减少炎性因子对交感神经的刺激，并且可纠正紊乱的小关节和偏歪的棘突，调整颈椎生理曲度，恢复颈椎正常解剖关系和生理学平衡，减轻对交感神经节的刺激，从而改善症状。

从症状上看，交感神经功能紊乱涉及全身多个系统，症状繁多，由于椎动脉表面附着丰富的交感神经纤维，故当交感神经功能异常时，常累及椎动脉，致椎动脉的舒张和收缩功能异常，因此常伴有椎-基底动脉供血不足的表现，故临床上，患者常常有头晕、视物旋转、胸闷、恶心等症状。中医对交感神经型颈椎病尚无统一明确的认识，大体属于中医"眩晕""心悸"等范畴，多认为本病是由于气血不足、心脑失养所致。笔者认为，眩晕的发病总由精气血亏、清窍失养或风火痰瘀上扰清窍所致，而患者症又见胸闷、恶心等，故辨证为痰饮蒙蔽清窍证。痰饮蒙蔽清窍，清阳不升，故见眩晕；痰饮内阻，气机不利，故见胸闷；痰饮阻胃，胃失和降，胃气上逆，故见恶心。方中泽泻、茯苓利水渗湿；白术燥湿健脾；陈皮、半夏燥湿化痰；《素问·至真要大论》中诉："诸风掉眩，皆属于肝"，故加天麻息风止眩。余随病情加减。

综上所述，旋颈松肩法配合加味泽泻汤治疗交感神经型颈椎病，随症加减，标本兼治，可有效改善交感神经型颈椎病症状。

2. 椎动脉型颈椎病　　由于颈部交感神经受刺激导致椎动脉受累可引起眩晕、视力模糊等综合症状，称为椎动脉型颈椎病、椎动脉压迫综合征、颈性眩晕、椎动脉缺血综合征、椎-基底动脉供血不足等。椎动脉型颈椎病较之脊髓型颈椎病略为多见，因其中大多系由于椎节不稳所致，易经非手术疗法治愈或好转。笔者分别运用推拿配合中药辨证和Mulligan手法联合局部按摩治疗椎动脉型颈椎病患者，疗效满意。

（1）椎动脉型颈椎病诊断标准

1）颈性眩晕，可有猝倒史。

2）旋颈征阳性。

3）X线片有异常表现。

4）多伴有交感神经症状。

5）应除外眼源性、耳源性眩晕。

6）除外椎动脉 I 段（进入 T_6 横突孔以前的椎动脉段）和椎动脉 III 段（出颈椎进入颅内

以前的椎动脉段）供血不全、神经官能症与颅内肿瘤等。

（2）手法治疗

1）放松：用拇指推、揉、滚、捏等手法反复操作于颈项、肩、背处，点按风池、大椎、肩井、丰隆、内关穴各1分钟，放松肌肉，使之适应手法。

2）分筋理筋：在颈椎两侧仔细寻找僵硬、挛缩、条索物、筋结并伴有压痛的阳性反应点，细心治疗，用点按、弹拨、理筋手法松解粘连，消散瘀结，并提高反应点的痛阈。

3）仰卧拔伸旋转：术者用手十指重叠置于患者颈中段，微微上托，顺势行一紧一松的水平拔伸，力量以患者双脚晃动为度，5分钟；然后屈颈10°～15°，拔伸下行左右旋转各1次，能听到"咯嗒"声为佳，先健侧后患侧。

4）结束手法：开天门，揉太阳，分扫额部，拿五经后收功，时间25～30分钟，隔天1次，10次为一疗程。

（3）中药辨证治疗：将椎动脉型颈椎病分为气滞血瘀、瘀痰交阻、风阳上扰三型，根据体质阴虚、阳虚、气虚、血虚进行加减。

1）气滞血瘀型：猝倒或眩晕，头痛如锥，颈项强痛，恶心欲呕，肌肤甲错，肩臂手指麻木，胸闷胸痛，舌质紫暗或有瘀斑，脉弦细或细涩等。

治法：活血化瘀，通络止痛。药用：丹参20 g，川芎10 g，三棱6 g，莪术6 g，葛根30 g，全蝎6 g，炮甲片10 g，鸡血藤20 g，生黄芪30 g。

2）瘀痰交阻型：头痛、眩晕、头昏，头重如裹，心悸，恶心呕吐，咽部梗塞不利，胃脘胀满，纳呆，大便溏泻，四肢倦怠，舌淡红苔腻，脉沉细或弦滑等。

治法：涤痰化湿，散瘀通络。药用：半夏10 g，陈皮8 g，苍术12 g，白芥子10 g，川芎10 g，片姜黄10 g，葛根30 g，全蝎6 g，蜈蚣4 g，地龙12 g。

3）风阳上扰型：眩晕，头痛，烦躁易怒，口苦舌干，心悸，耳鸣，面红耳赤，舌红苔黄或黄腻，脉弦或数而有力等。

治法：潜阳降逆，活血通络。药用：天麻15 g，钩藤15 g，白芍12 g，石决明10 g，白蒺藜10 g，僵蚕10 g，全蝎6 g，地龙12 g，菊花10 g。兼阴虚者，加生地黄12 g、玉竹10 g、石斛8 g、天花粉15 g；兼阳虚者，加桂枝6 g、细辛3 g、巴戟天6 g、菟丝子15 g、仙灵脾12 g、仙茅10 g；兼气虚者，加太子参30 g、黄芪50 g；兼血虚者，加制首乌15 g、鸡血藤20 g、当归10 g；肩背挛急痛甚者，加白芍30 g、甘草10 g；上肢麻木者，加地龙10 g，桑枝、伸筋草各15 g；走路不稳者，加补骨脂、鹿角胶各10 g。

每天1剂，水煎取汁分2次口服，与手法治疗同步进行。

（4）相关临床研究：笔者用推拿配合中药辨证治疗椎动脉型颈椎病86例，疗效满意。

椎动脉型颈椎病治疗必须强调内外兼顾，外要筋骨并重，努力恢复颈椎的平衡，内要改善颅内血供的质和量。手法能达到舒筋活血、消除炎症、缓解疼痛的目的，弹筋理筋更能够松解粘连，恢复软组织的韧性和弹性，是治疗此证的重要手法。拔伸能拉开椎间隙，减轻由于椎间盘退变后其退变组织在椎节活动时对椎动脉构成的压迫刺激；亦能使后小关节的错位得到纠正，并调整颈椎序列，使过曲的椎动脉恢复正常的形态和走向。手法注意事项：① 手法复位前先行颈部点按、揉搓、捏拿等基础手法，以解除局部痉挛；② 行复位手法时，应先试行缓慢左右旋转患者头部，如有明显头晕加重者，暂不宜施行复位手法；③ 眩晕症状严重者,手法复位时将其头部置于中立位,仅旋转15°,稍加大上提力量,或取仰卧位进行复位。

中医学认为本病属本虚标实。辨证治疗,气滞血瘀型方中丹参、川芎、三棱、莪术、地龙、炮甲片活血化瘀,和营通络;黄芪益气行血,健脾助运,气旺则瘀散,脾运则痰消。瘀痰交阻型方中半夏、白芥子等健脾燥湿化痰,更能搜经络之痰。"诸风掉眩,皆属于肝",风阳上扰型方中天麻、钩藤入肝经,有息风定眩的作用;葛根善治项强,能扩张脑血管,有较强的缓解肌肉痉挛的作用;全蝎、蜈蚣、僵蚕等虫类药通络止痛。现代研究表明,血液黏稠度增加,灌流量减少,是颈性眩晕的根本基础,丹参、鸡血藤等品补血活血,能明显地扩张血管,抑制血小板聚集,改善血液流变动力学,又能调节组织的修复与再生,抑制炎症反应,促进增生性疾病的转化和吸收。

二、手法拇趾治疗落枕

落枕是骨伤科的常见病。落枕多因睡姿不良,颈部牵强的体位或风寒侵袭,经络闭塞,肌肉气血凝滞而痹阻不通而发病,损伤往往累及一侧的胸锁乳突肌、斜方肌或肩胛提肌。

(一)诊断要点

(1)睡眠醒后出现颈部疼痛,头常歪向患侧,活动受限,疼痛可向肩背放散。

(2)颈部肌肉痉挛压痛,触之如索条状,斜方肌、大小菱形肌等处有压痛。颈部前屈或向健侧旋转可牵拉受损肌肉加重疼痛。

(二)临床研究

一般落枕,术者手法患者患侧胸锁乳突肌、斜方肌或肩胛提肌处。笔者运用手法拇趾治疗落枕患者,疗效满意。

1. 治疗方法

(1)将拇趾按放适当位置。

(2)术者与患侧趾掌相对,在拇趾近侧节趾骨内侧处涂润滑油(凡士林)。

(3)先用拇指指尖探查到敏感的痛点,然后用拇指指腹在该区分别按摩30～60次/分钟。

(4)然后医者食指与中指的近节关节屈曲形成钳状,夹住拇指的根部,中指近节关节的侧面贴住痛区,以足拇趾根部为纵轴,顺时针、逆时针来回旋转,由轻渐重,按压的力量以使其有胀、酸、疼痛能耐受为度。

(5)每次每侧拇趾旋转30～60回,约需2分钟,各做2次。按摩拇趾同时令患者颈部作自主前屈、后仰、侧屈、旋转活动。

(6)连续1～2天治疗。

2. 疗效标准

（1）痊愈：颈项部疼痛消失，头部一切活动功能恢复正常，压痛点消失。

（2）显效：颈项部疼痛基本消失，但头部旋转活动时稍有障碍。

（3）无效：症状、体征无明显变化。

3. 相关临床研究　　笔者手法拇趾治疗落枕 83 例患者。结果显示：83 例，治疗 1 次痊愈 50 例，2 次痊愈 31 例，无效 2 例。总有效率 98%。

睡觉时枕头过高、过低或头颈位置不当，会使颈部肌肉、韧带、肌腱、椎间关节等组织长时间处于一种过度牵拉状态而致伤；长期低头伏案工作，使颈部肌肉疲劳、痉挛、肌张力下降，伸屈肌之间的动力平衡失调，或颈部裸露感受风寒致使气血凝滞，筋脉不舒，而发生颈部疼痛，这些因素均易诱发此病。据生物全息医学认为，任取人体某一局部，它都完整地排列着全身相关器官的反应点，是全身器官的缩影。颈项部的反射区正好在拇指的根部，按摩拇趾治疗落枕是运用全息医学的原理，通过按摩拇趾根部反射区，刺激了经络气血的运行，促进了血液循环，对颈部肌肉的痉挛有良好的舒缓作用。又因拇趾反射区贮藏着人体的"根气"，故按摩还可加强"根气"的固养作用，使颈部肌肉疲劳消除，肌张力、伸屈肌之间的动力平衡协调；通过拇趾按摩还可起到活血、通络、祛风、散寒的作用，所以收到满意的疗效。

三、手法治疗婴儿肌性斜颈

先天性肌性斜颈，又称先天性斜颈，是由一侧胸锁乳突肌挛缩，而引起颈项部扭转、头部持续性向患侧倾斜而面部及下颌偏向健侧的儿科常见疾病。局部表面不红，温度不高，无压痛或有轻压痛。发病率为 0.3%～1.3%，女性多于男性，约 3/4 发生在右侧。其确切病因尚不明确，有学者认为是由于分娩时胎儿头位不正，阻碍一侧胸锁乳突肌的供血引起缺血性改变，或分娩时一侧胸锁乳突肌局部损伤引起肌纤维变性而发生挛缩，少数患儿有家族史。

（一）诊断要点

（1）多数在出生后数天内发现：患儿头部向患侧倾斜，脸面斜向健侧，被动朝健侧活动时，有牵掣感并啼哭。

（2）在颈部触摸时，常在胸锁乳突肌部位触及一粒似枣核大小的肿块。胸锁乳突肌呈痉挛状态。此枣核样肿块，一般在出生 7～10 天后出现，刚出生时是没有的。

（3）颈椎 X 线片检查，一般无异常发现。

（二）临床研究

笔者在采用手法治疗婴儿肌性斜颈 25 例，疗效满意，现报告如下。

1. 治疗方法　　小儿肌性斜颈的治法主要以局部推拿手法为主，配合介质小儿痱粉、

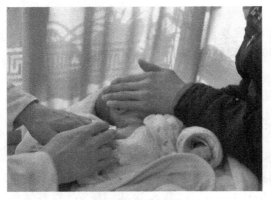

图4-12　手法治疗婴儿肌性斜颈

软坚散结的玄明粉，逐渐使肌化的血肿吸收消散，缓解患侧胸锁乳突肌紧张、挛缩，使条索状肿块消散或吸收。采用推揉法、揉捏法、拔伸牵引法等手法，只要推拿手法施治恰当，可以使斜颈恢复正常。患儿亲属配合：嘱患儿亲属回家后用玄明粉热敷，并在局部轻揉，还有在患儿睡觉或喂奶的时候，可以用软垫矫正姿势如图4-12所示。平时注意引导患儿脸面向患侧旋转。

2. 治疗步骤

（1）把患儿抱在怀里，头部侧屈，使健侧耳部接近肩部，另一手将头部轻轻按压2分钟，每分钟约25次。

（2）使患儿下颌转向患侧肩部2分钟，每分钟约25次。

（3）医生一手托颈后枕部，使头后仰，另一手推揉患侧的胸锁乳突肌和附近组织上下2分钟，每分钟约25次。

（4）用拇、中、食三指仔细拿捏胸锁乳突肌的肿块。由上而下，揉捏数次直至肿块变为松软感为度。

（5）最后用拇指由上而下再轻轻推胸锁乳突肌处数遍。再让患儿竖倒在婴儿母亲的两膝并拢的大腿上，婴儿母亲的两手前臂拖住婴儿头枕，脊部并作适当固定，再让家长按住婴儿，以限制其活动，医生两手抱住婴儿的两侧下颌做纵轴对抗性逐渐牵引并维持数分钟。

一般每隔1～2天手法一次，3个月左右为一疗程。

3. 疗效判定标准

（1）治愈：头项歪斜已纠正，肿块消失，挛缩解除，颈项活动正常。

（2）好转：头项歪斜较前有所改善，肿块变软、缩小，挛缩有所缓解，颈项活动受限。

（3）无效：歪头症状无改善，胸锁乳突肌的挛缩及肿块继续存在。

4. 治疗结果　　25例婴儿治疗，治愈23例，好转0例，放弃2例，有效率100%。

（三）典型病例

患儿张某，女，1个月，2010年4月2日初诊。患儿为第一胎，预产期提前10天，属难产。家属发现"歪脖"4周。出生后出现，头部运动略受限，歪向左侧。舌嫩、苔白、脉细。检查：触诊发现颈部左侧胸锁乳突肌方向梭形肿物，质软、无红热痛，边界清楚，左胸锁乳突肌收缩出现明显斜颈。颈椎摄片检查正常，B超：诊断为先天性肌性斜颈。运用以上5种手法，每隔1～2天手法一次，回家后家属做上述1～2操作手法，并用玄明粉热敷，治疗3个月。3个月以后患者家属自己坚持治疗2个月后症状基本消失。1年后随访，颈椎活动正常，两侧乳突肌对称，无肿胀。

（四）体会

先天性斜颈在中医属"筋缩"范畴,临床上较多见。运用上述5种推拿手法可达到舒筋活血,消肿散结,疏通经络,调和气血,理筋整复的目的。手法刺激可引起局部产生组胺和类组胺物质,从而促进局部毛细血管扩张和血液及淋巴液的循环,加速病理产物的吸收,缓解肌肉挛缩,松解组织粘连。由于先天性斜颈的病例大都认为是一侧胸锁乳突肌发生纤维化挛缩所致,通过对胸锁乳突肌拔伸牵引治疗,可伸展拉长肌纤维,缓解肌肉挛缩,松解粘连组织。上述手法结合起来,可使斜颈恢复正常,颈项活动自如。

在治疗时注意:① 被动活动及牵引治疗时,切勿用力过猛,以防胸锁乳突肌与胸锁关节处发生分离;② 治疗期间需家长积极配合,如在家中适当进行颈项按摩,加快疾病的治愈;③ 因婴儿皮肤娇嫩,用玄明粉2 g、500 mL温水稀释外搽,如果局部出现充血、红疹等,应立即停药,改用温水热敷;④ 有时需要颈椎摄片以鉴别先天性骨性斜颈,如半椎体、颈椎畸形,外伤性颈椎骨折或旋转性半脱位。另外,炎性病变如扁桃体炎、颈淋巴结炎等也可引起胸锁乳突肌处出现肿块。有条件的医院可以做B超予以确诊。

在数日至数月以内发现的较早的病例,病期越短效果越好。当推拿到肿块消失后,应继续推拿一段时间,使两侧肌肉对称为止,还可以使颈项的肌纤维保持柔韧性,防止筋缩。病程超过一年,以及手法矫治无效者,宜手术矫形。

四、肩关节周围炎

肩关节周围炎,是关节囊和关节周围软组织的一种退行性、无菌性和炎症性的疾病。为骨伤科常见病之一,患者女性多于男性。属中医"痹证"范围。如不及时采取有效的治疗措施,迁延日久,可使关节粘连而严重影响关节活动功能。根据作者临时体会,本病的出现与年龄,风湿以及外伤等因素关系密切。

（一）诊断要点

（1）好发于50岁左右的成年人,故又有"五十肩"之称。有的突然发生,但多数发展缓慢,病史可达数周或半年以上。

（2）患者多有外伤、慢性劳损或肩部受寒史。

（3）患肩疼痛,活动受限,尤对外展与内旋动作影响最大。

（4）日久肩部肌肉可发生废用性肌萎缩。

（5）X线片证实无明显病理变化。

（二）手法治疗

1. 牵拉运肩法　　牵拉运肩法为肩关节周围炎的常规操作手法。适用于慢性缓解期。如每周坚持操作1 ～ 2次,一般在1个月内即有显著效果。

（1）术者一手握住患肩，另一手固定腕部，先向下拔拉，然后缓缓外展抬高5下（图4-13）。

（2）在患肩外展姿势下，作顺时针及逆时针环行运动各5下（图4-14）。

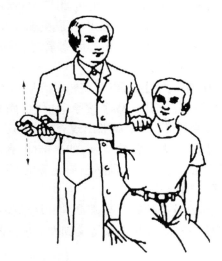 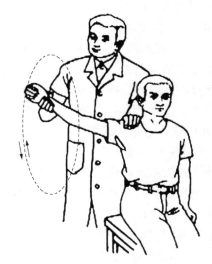

图4-13　牵拉运肩法步骤一　　　　　　图4-14　牵拉运肩法步骤二

（3）在外展姿势下，使患侧上肢旋后，并在肩部作点、按、揉动作（图4-15）。

（4）术者一手按住肩部，另一手握住腕部，在牵引下使患肩被动上举，注意不要用力过度（图4-16）。

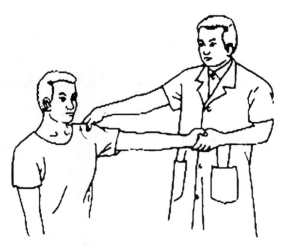 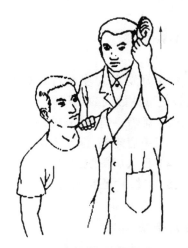

图4-15　牵拉运肩法步骤三　　　　　　图4-16　牵拉运肩法步骤四

（5）患者将手置于健侧肩部。术者一手按住患侧肩部，另一手握住肘部，向健侧推挤5下（图4-17）。

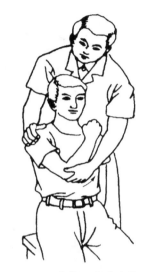 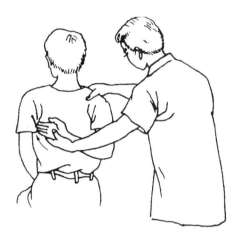

图4-17 牵拉运肩法步骤五　　　　图4-18 牵拉运肩法步骤六

（6）患者将患侧手臂置于背后。术者一手按住患侧肩部，并将肱二头肌长头向后扳拉。另一手握住患者手腕部，作向后上方牵拉5下（图4-18）。

（7）在患肩外展姿势下，术者双手握住腕部，作牵拉和抖肩动作5下（图4-19）。

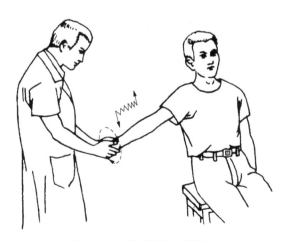

图4-19 牵拉运肩法步骤七

2. 推扳法　　不论急性发作期或慢性缓解期均可适用。

（1）将斜方肌拉向后下方（图4-20）。

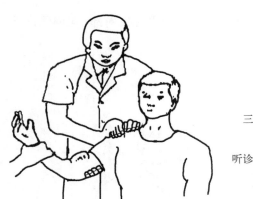

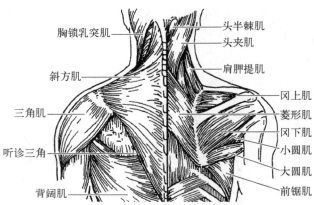

图4-20　推扳法步骤一

（2）将肱二头肌长头肌腱和三角肌拉向后下方（图4-21）。

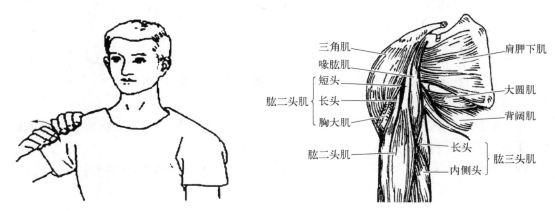

图4-21　推扳法步骤二

（3）提拉胸大肌（图4-22）。

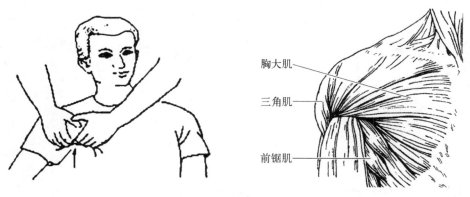

图4-22　推扳法步骤三

（4）最后将冈下肌、小圆肌和大圆肌向下推扳（图4-23）。

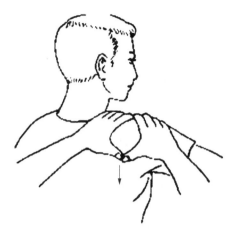

图4-23　推扳法步骤四

（三）中药应用

根据辨证论治原则，选用中药内服，对改善症状有效。诸如加味玉屏风散（附方6）、加味芍药甘草汤（附方7）、参芪通络饮（附方8）、五桑四藤汤（附方9）、牛蒡子汤（附方10）、加味当归四逆汤（附方11）、补肝合剂（附方12）等皆可酌情选用。在通常情况下，予以大活络丸（附方13）或人参再造丸（附方14）内服，也有较好疗效。

（四）典型病例

例1　　柯某，男，50岁。2012年7月5日初诊。

主诉：右肩关节疼痛已1年，无明显外伤史。检查：右肩关节活动明显受限制，尤以内旋活动受限为甚。肩关节X线正侧位摄片无异常发现。拟诊为右肩关节周围炎。牵拉运肩法每周进行2次，同时每日用四肢洗方（附方1）热敷并进行功能锻炼。1个月后，症状明显减轻，2个月后疼痛基本消失，功能恢复正常。迄今随访未复发。

例2　　廖某，男，60岁。2013年10月15日初诊。

主诉：右肩疼痛、活动轻度受限已1个月。X线片无异常发现。予以推扳法，每周2次，同时内服大活络丸（附方13），每天2次，每次1粒。2周后功能恢复正常，疼痛消失。

例3　　王某，男，56岁。2013年10月28日初诊。

主诉：左肩疼痛，活动受限1年，在当地久治无效。检查：左肩外展45°，前举45°，内旋时其拇指仅抵及腰骶关节水平。肩部X线片无异常发现。拟诊为肩关节周围炎。在颈丛麻醉下，手法松解粘连，术后被动活动肩关节，其功能基本恢复正常。1周后复查，疼痛基本消失，肩关节功能基本恢复正常。

（五）体会

伤科手法对肩关节周围炎是一项有效的治疗措施，但要持之以恒，动作要逐渐加重，使患者有一个适应过程。若急于求成，则往往不能达到预期效果。尤其是急性发作病例，一般须先用四肢洗方（附方1）热敷1～2周，待症状缓解后，再施以手法治疗，方能取得显著效果。

用1%普鲁卡因10 mL与醋酸确炎舒松0.5 mL混合，作封闭疗法，每周1次，以3次为1个疗程，也有一定疗效。术前须摸触喙突，然后在其外侧将针头直接插入肩关节内注射方有效。

有些病例，在其肩关节周围先用七星针叩打出血，然后用较大的火罐进行拔罐疗法，每周1次，有活血、通经、镇痛良效。此外，针刺合谷、外关、曲池、肩髃等穴位也有效果。有人报道，在足三里穴下2寸处针刺之，对缓解肩周炎症状有效。

个别久治不愈的顽固病例，很可能与颈椎病有关，应予以颈椎正侧位摄片检查。如兼有颈椎病存在，应两者同时治疗，可提高疗效。

笔者近几年来，对确诊为肩关节周围炎而伴有肩关节功能明显障碍者，在颈丛麻醉下，令患者仰卧床上，助手甲用双手固定其骨盆使之不动，助手乙立于患侧，用双手轻揉肩部。术者双手固定前臂，并使之旋后，然后在牵引下，徐徐将肩关节外展，常有粘连的撕裂声闻及。再令患者取坐位，将其肩关节被动内旋至最大限度。术后予以10%葡萄糖盐水中加入复方丹参注射液20 mL、地塞米松注射液5 mL、阿米卡星注射液0.4克，静脉滴注。经过1～2周治疗，大多数患者的肩关节功能可有较大改善。

笔者曾遇到1例男性患者，年龄71岁。诉左肩疼痛1年，无外伤史，在当地久治无效，经朋友介绍就诊。患者气色红润，声音响亮。经手法后，疼痛加剧。乃嘱其摄片检查，发现左肱骨外科颈骨质明显破坏伴病理性骨折，又经CT检查，确诊为转移性肿瘤。经此教训后，以后凡遇此等病例，必先嘱其摄片，以防止误诊而出现不良后果。

肩部周围其他疾病还包含心脏疾病、胆囊疾病等。例如，心肌梗死、心绞痛引起的不适有时会向左肩部放射而被误诊为肩周炎；胆结石、胆囊炎引起的疼痛常向右肩部放射，也可能被误诊为肩周炎。有较多的临床调查结果表明，患有偏瘫、神经麻木等神经系统疾病的患者肩周炎发作率较高，这可能与肌力下降，运动削减有关，如帕金森病患者肩周炎率高达12.7%。糖尿病、甲状腺功能亢进或甲状腺功能减退等内分泌系统疾病也与肩周炎关系密切，尤其是糖尿病患者，其肩周炎的发作率可达10%～20%。因此，内分泌功能失调也是肩周炎的诱发因素之一。引起肩关节疼痛的疾病可涵盖多个系统，其治疗方法也有很大的区别。因此，肩关节疼痛应到医院就诊，进行有针对性的治疗。

在手法治疗期间，如配合积极的功能锻炼，则疗效显著提高。功能锻炼的方法如下。

1. 摩肩法　患者取端坐或站立位，右手四指并拢，上举到对侧肩关节，将四指指腹贴在肩关节的皮肤上，分别在肩关节上、后、外、前侧进行回旋摩动，摩动时手不离皮肤，动作轻缓而柔和，左右交替，每分钟60～70次，每次1～2分钟。

2. 旋转法　患者取站立位，弯腰前倾30°，两臂自然下垂，以肩为中心，做由里向外，或由外向里的画圈运动，用臂的甩动带动肩关节活动，幅度由小到大，左右交替，反复10～20次。

3. 反趾锻炼法　在患侧上肢内旋并后伸姿势下,健手握患手下,向健侧并向上牵拉10～20下,每天2次(图4-24)。

4. 拱手锻炼法　双手合拢,肘部伸直,以健侧上肢用力帮助患肢上举10～20下,每天2次(图4-25)。

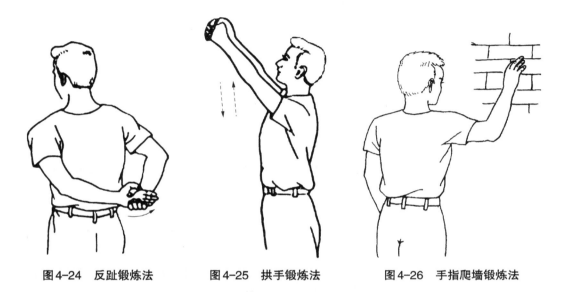

图4-24　反趾锻炼法　　　　图4-25　拱手锻炼法　　　　图4-26　手指爬墙锻炼法

5. 手指爬墙锻炼法　患者站立,面对墙壁,用患侧手指沿墙头缝徐徐向上爬行,使上肢向上伸举至最大限度(图4-26)。

6. 兔子翻滚法　患者取站立位,两手十指在腹前交叉,沿身体向上,上举胸前,同时手掌翻转向外,尽量举至头顶,然后两手分开,从身体两侧回落还原,反复10～20次。

肩周炎与肩袖损伤常被混淆。但肩袖损伤的肩痛有别于肩周炎的肩痛,两者的疼痛部位不同。肩周炎常表现为整个肩膀痛,并没有固定的压痛点;而肩袖损伤有明显的压痛点,常见于肩前方痛,位于三角肌前方及外侧,受伤前肩部无疼痛,伤后肩部一时性疼痛,隔日加剧,夜间或活动后症状加重。

肩袖损伤一般分为保守治疗和手术治疗。治疗方法的选择取决于肩袖撕裂的大小、患者年龄、期望活动恢复程度、肌腱回缩程度、肩袖肌肉萎缩与脂肪取代程度等,通常需经肩肘外科医生检查和评估后决定。

五、火针针刺治疗顽固性网球肘

"网球肘"又称肱骨外上髁炎,是临床常见的慢性劳损性疾病,患者肱骨外上髁伸肌腱长期无菌性炎症,疼痛顽固,反复发作,病程长超过半年,极大地影响其生活质量。本病在中医属"筋痹""伤筋"范畴。祖国医学认为肱骨外上髁痛与气血、经络、筋骨失调有密切关系。笔者运用火针针刺曲池与阿是穴治疗顽固性网球肘。

（一）诊断标准

（1）长期从事肘部运动工作者。

（2）肘外侧持续性疼痛，反复发作，且进行性加重。

（3）肱骨外上髁处压痛阳性，前臂伸肌群紧张试验及阻抗试验均为阳性。

同时兼具顽固性网球肘自拟诊断标准：① 1个月内局部封闭治疗达2次以上且无效；② 病程反复发作达3月以上。

（二）治疗方法

1. 治疗组操作方法

（1）取常规5 mL注射器1支，酒精灯1盏。

（2）手持针柄，在点燃的酒精灯上烤红注射器针头，直到针身2/3发红，迅速直刺曲池，深达针身的2/3。

（3）退出后，重新烤红针身1/3发红，点刺阿是穴。

采用火针针刺曲池与阿是穴治疗。阿是穴取患侧外上髁压痛点。每3天治疗1次，治疗3次为1疗程，3疗程后评价疗效。

2. 对照组操作方法　　选用手三里、合谷，进针后行平补平泻手法，得气后留针30分钟，每3天治疗1次，治疗3次为1疗程，3疗程后评价疗效。

（三）疗效标准

1. 治愈　　肘部疼痛完全消失，活动轻松自如。

2. 好转　　肘部疼痛有所减轻，部分活动功能改善。

3. 未愈　　疼痛依旧，肘部活动功能障碍未恢复。

（四）相关临床研究

笔者将符合标准的64例患者随机分成治疗组和对照组，并在治疗组运用火针针刺曲池与阿是穴治疗顽固性网球肘。结果显示：治疗组治愈率、总有效率明显优于对照组。

本病患者病程较长、症状反复，可行伸肌总腱起点剥离松解术或卡压神经血管束切除结扎等手术治疗，患者拒绝手术者，可以选择本方法。

中医学认为，肱骨外上髁炎属中医学"肘劳""筋痹"范畴。筋痹始见于《素问长刺节论》，曰："病在筋，筋挛节痛，不可以行，名曰筋痹。"本病多因局部长期反复劳累而致筋伤，造成局部气血循环不畅，筋脉瘀阻；或由于劳累之后风寒湿邪入侵，肘部经脉凝滞，肌肉失却温煦；或由于局部外伤后，陈伤瘀血未去，以致新血不生，血不荣筋，筋骨失养而发病。本病病机为气滞血瘀、寒凝阻滞、血虚失养，以理气活血止痛、温经散寒止痛为治则。

《灵枢卫气失常》阐明"筋部无阴无阳,无左无右,候病所在",这都为针灸治疗肱骨外上髁炎提供了理论依据。顽固性网球肘,大多由于网球肘治疗不得法;或者治疗好转后没有注意保养,依然长期牵拉刺激肘部外上髁;或者是多次局部封闭后,没有治愈,重新复发所形成。患者肘部外侧疼痛反复发作,时轻时重,劳累后明显加重,休息制动后可以减轻。其病理特点是局部筋膜、神经等软组织劳损,属中医学痹证范畴。

火针之法起于《黄帝内经》。《素问·至真要大论》中有"寒者热之,劳者温之"。本病取穴曲池与阿是穴,曲池是手阳明大肠经的"合穴",具有温通经络、激发经气的作用;阿是穴属于病痛所在。传统针刺结合火针之热力,更有助于气血运行,增强对顽固性网球肘蠲痹驱寒之力。

六、自拟方治疗桡侧腕伸肌腱周围炎

本病又称前臂伸肌腱周围炎,指桡侧腕伸肌腱在没有腱鞘部位经过急剧的频繁的活动摩擦,而引起周围组织充血、渗出的无菌性炎症。

(一)诊断要点

(1)有劳损史,好发于中年男性,右侧多见,发病与手及腕部过度劳累有关。
(2)前臂远端背侧疼痛、压痛、肿胀。
(3)腕部活动欠灵活,屈伸、握拳均可出现捻发音,手触摸也能感到,皮温升高,可出现纤维粘连。
(4)X线片未见异常。

(二)手法治疗

理筋法 一助手握患肢前臂上端,医者一手握拇指,与助手相对拔伸牵引,用另一手拇指沿桡骨腕伸肌腱自下而上反复用推法,直至桡腕关节活动时捻发音消失或减轻为止。

(三)相关临床研究

笔者自拟肉桂红花散治疗桡侧腕伸肌腱周围炎。其中药物组成:肉桂、红花各10 g,冰片2 g,研细末备用。然后将上药冲适量的蜂蜜调成饼状,有湿润感,放在油纸上,厚约0.5 cm左右,敷患处,用绷带缚扎,隔天换药1次,一般3～5次即可见效。

本病常见于不劳动的人偶尔做挥锄挥镐运动,或跌仆时手掌撑地,或较长时间的超耐力的做频繁伸腕动作的工作,致使桡侧腕长短伸肌腱周围组织摩擦损伤,而引起肌腱及腱旁组织水肿,纤维变性、粘连以及浆液渗出发生本病。从祖国医学观点来说,外伤筋经,气血运行不畅,则筋脉拘挛,瘀肿疼痛,屈伸不利。外治法取肉桂味辛、性热,宣导血脉;红花味辛,性温,破血行瘀;冰片味辛,性微寒,香窜善走,能引药深入病处。达到改善、增强局部的血液循环, 扩张毛细血管, 吸收渗出物, 改变消除增生、粘连, 修复变性, 故达到疗效。

七、腰椎间盘突出症

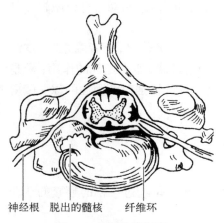

神经根　　脱出的髓核　　纤维环

图4-27　腰椎解剖图

腰椎间盘突出症, 系指由于外伤或生理退行性改变等因素, 使椎间盘髓核向纤维坏的破裂处突出, 压迫神经根而引起的以坐骨神经痛为主的临床综合征候群(图4-27)。本病临床上多见, 往往缠绵难愈, 中西医迄今尚无特效疗法。多发生于第4、5腰椎间隙, 或第5腰椎与第1骶椎间隙, 偶可见于第3、4腰椎间隙(表4-1)。

(一) 诊断要点

(1) 多有不同程度的损伤史。

(2) 腰痛伴有单侧或双侧坐骨神经痛。咳嗽或打喷嚏时, 因脑脊液压力增高, 可使症状加剧。

(3) 直腿抬高试验阳性。膝关节伸直, 自行抬高患肢, 一般不超过60°(图4-28)。由于腰椎间盘髓核突出压迫神经根, 故当抬高患肢时, 必然会牵动神经根, 使腰痛及坐骨神经痛症状加剧。

(4) 拉塞格(Lasegue's)征阳性。先行直腿抬高, 当患者感到疼痛时稍放低, 使痛感缓解, 此时, 再使足背伸, 由于神经根受牵拉而疼痛加剧(图4-29)。

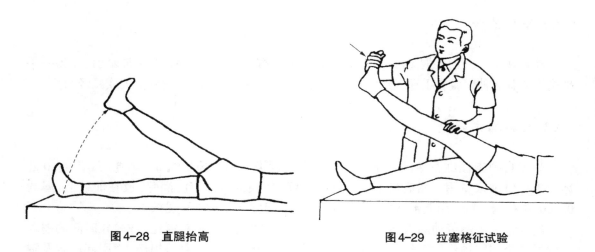

图4-28　直腿抬高　　　　　　　　　　　　　图4-29　拉塞格征试验

(5) 脊柱大多有功能性侧突畸形(图4-30)。

(6) 第3、4、5腰椎与第1骶椎棘突旁约1 cm处有压痛并放射至下肢。

（7）小腿有麻木区。

（8）用打诊锤叩打髌韧带部位，反应为股四头肌收缩，小腿伸展，称为膝反射（图4-31）。第3、4腰椎椎间盘突出时，则膝反射减弱。

用打诊锤叩打跟腱，反应为腓肠肌收缩，踝关节跖屈，称为跟腱反射（图4-32）。第五腰椎与第1骶椎椎间盘突出时，则跟腱反射减弱。

（9）拇趾背伸力减弱，表示第4、5腰椎椎间盘突出。

（10）X线片对本病的诊断虽无直接意义，但有助于排除其他疾患。

（11）目前最先进的检查方法，为CT及磁共振，不仅能明确有无椎间盘突出，而且还能作出定位诊断。因此对保守疗法无效而必须进行髓核摘除的病例，术前进行上述检查是很有必要的。

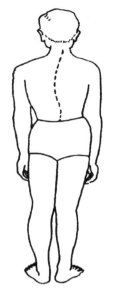

图4-30 记住侧突畸形

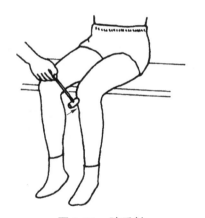

图4-31 膝反射

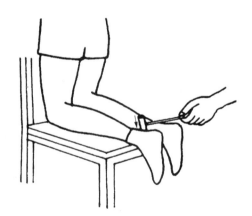

图4-32 跟腱反射

表4-1 腰椎间盘突出症诊断要点

鉴别点	第3、4腰椎椎间盘	第4、5腰椎椎间盘	第5腰椎、第1骶椎椎间盘
肌萎缩	胫前肌	胫前肌、腓骨长短肌	腓肠肌
皮肤麻木区	小腿前内侧	小腿前外侧及足背外俱	小腿后侧及足底
膝反射	减弱	正常	正常
踝反射	正常	正常	减弱
肌 力	胫前肌肌力减弱	拇指背伸力减弱	踝跖屈力减弱
压痛点	第3、4腰椎棘突旁约1 cm处压痛	第4、5腰椎棘突旁约1 cm处压痛	第5腰椎、第1骶椎棘突旁约1 cm处压痛

（二）手法治疗

1. 伸髋拉腿法　　患者俯卧位。术者一手按住腰骶部,另一手握住踝关节,缓缓将患侧下肢呈抛物线状拉至最大限度。然后,揿定腰部的手用力一按,握住踝关节的手顺势用力一拉,可有"咯嗒"声(图4-33)。

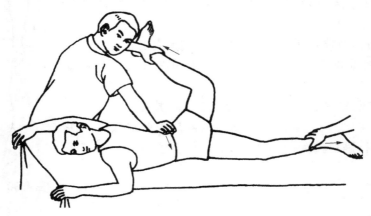

图4-33　伸髋拉腿法

2. 斜扳法　　患者侧卧位。朝上的下肢屈曲,朝下的下肢伸直并由助手予以固定。术者站在患者背后,一手向后扳拉肩部,另一手向前推骶髂关节部位,两手同时作相反斜扳,可有"咯嗒"声(图4-34)。

3. 提腿压腰　　患者俯卧位。助手站在床上,双手握住患者两踝并抬起,使腹部离开床面。术者双手重叠,按于腰骶关节部位,用垂直的力量连续按压腰部5～10下(图4-35)。

上述三种手法均为常规操作手法。

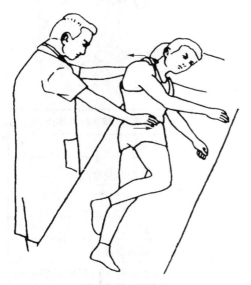

图4-34　斜扳法

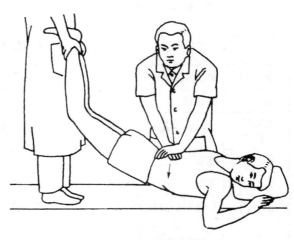

图4-35　提腿压腰法

4.悬足压膝法　　适用于直腿抬举受限者。

患者仰卧位。助手固定健侧下肢膝关节部位。术者一手按住患肢膝部,不使膝关节屈曲,另一手以手掌抵住足跟、足掌及足趾部,使踝关节背伸,然后徐徐将下肢抬高至患者能勉强忍受为度,并在此姿势下维持1～2分钟,直至手部感觉患者足趾有搏动感时放下(图4-36)。

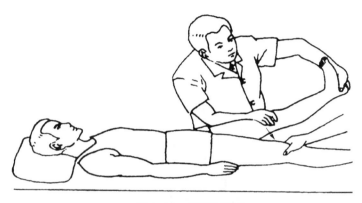

图4-36　悬足压膝法

5.牵引压腰法　　经常规操作手法无明显见效者,可加用此法。

患者俯卧位。上腹部及骨盆处分别各垫一个枕头。助手两人分别握住双侧腋部及踝关节,作对抗牵引。术者双手重叠按住腰骶关节处,用垂直的力量连续按压腰部10～20下(图4-37)。

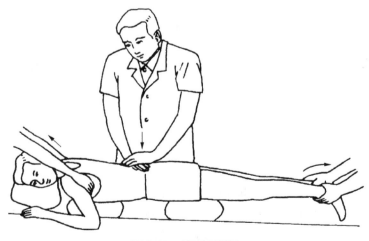

图4-37　牵引压腰法

6.旋转复位法　　适用于腰椎某一棘突有偏歪者。此为骨伤科专家罗有明氏的祖传正骨手法,经临床应用确有良好的效果。

以棘突向右偏歪为例。患者坐位,两脚分开与肩等宽。助手面对患者,两脚夹住患者左大腿,双手压住左大腿根部。术者正坐于患者之后,左手拇指扣住偏歪的棘突,右手自患者右腋下伸向前,掌部压于颈后,握患者颈部,使身体前屈60°～70°。继续向右弯至最大限度时,突然用力使其躯干急速旋转,左手拇指同时向左上方顶推棘突。此时,可觉察指下椎体有轻微移动,并可听到一弹响声,示意手法成功(图4-38)。

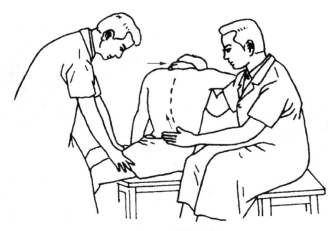

图4-38   腰部旋转复位法

(三)中药应用

药物对本病虽无直接的治疗意义,但如按辨证论治原则用药,对改善症状仍有一定裨益。如用四肢洗方(附方1)加川断15 g、狗脊15 g,热敷腰部,对解除软组织痉挛有效。至于内服方,一般选用康复合剂(附方15)、补阳还五汤(附方16)、养阴柔肝合剂(附方17)、加味增液汤(附方18)、加味芍药甘草汤(附方7)、忍冬藤合剂(附方19)等,只要辨证正确,也有较好疗效。后期应根据情况,选用益气血、补肝肾或祛风湿之剂,以巩固疗效。

(四)典型病例

例1   余某,男,35 岁。2012年3月8日。

主诉:左腰腿痛已半年,有腰扭伤史。当地伤科诊断为坐骨神经痛,经臀部注射维生素B₁、维生素B₁₂等多次无效。检查:左直腿抬举30°,拉塞格征阳性,腰椎有侧突畸形,第4、5腰椎左侧棘突旁有固定压痛点并向下肢反射,小腿外侧及足背皮肤感觉减退,左伸拇肌力减弱,跟反射和膝反射均无异常。腰椎正侧位X线片除提示有侧突外,余无异常。拟诊为第4、5腰椎椎间盘突出症。入院后即行骨盆牵引,每隔3～4天予以伸髋拉腿法、斜扳法和悬足压膝法各1次,内服补阳还五汤(附方16)加味,每天1剂。19天痊愈出院。

例2 江某,女,32岁。2013年9月5日。

主诉:于1月前俯身提水时不慎扭伤腰部,当即剧烈腰痛并向左下肢放射,咳嗽或大便时症状加剧,行动困难,经卧床休息和中西药物对症处理无效。检查:左腿直高抬举30°,拉塞格征阳性,腰椎有明显侧弯,第五腰椎与第一骶椎棘突旁约1 cm处有固定压痛点,小腿后侧及足底皮肤感觉减退,跟腱反射减弱,舌质偏红,脉象弦数。脊柱X线片提示有侧突畸形。拟诊为第五腰椎、第一骶椎椎间盘突出症。入院后嘱其卧床休息并进行骨盆牵引,同时每周作伸髋拉腿法、斜扳法、提腿压腰法和悬足压膝法各3次,内服忍冬藤合剂(附方19),每天1剂。1个月后疼痛基本缓解,脊柱侧突纠正,直腿抬举可达70°~80°,乃嘱其出院继续牵引,门诊随访。半年后复查,临床征象消失,恢复工作。

(五) 体会

1. 魏氏伤科对腰椎间盘突出症的治疗体会 魏氏伤科对此症的治疗颇有独到之处。手法有活血舒筋、通络止痛之效,如操作得当,则效果显著。此外,根据中医不通则痛理论,选用活血化瘀、理气止痛剂,很有必要。如久治无效者,宜在活血化瘀的基础上加入虫类药物,如全虫、蜈蚣、炮山甲、白花蛇等以搜剔络通,则更相得益彰。

腰椎间盘突出症以慢性居多,一般病程长,治疗困难,迄今为止只有以手法治疗为主效果最佳,但在治疗过程中,术者必须耐心地消除患者的顾虑,取得合作。手法操作,应由轻渐重,循序渐进,使患者有一个适应的过程。否则事倍功半,或招致半途而废。

有些急性发作为例,手法应暂缓进行,待症状有所缓解后,再施以轻手法,这样效果会更好一些。此外。对急性发作者,作者常在葡萄糖盐水中加入20%甘露醇针250 mL、地塞米松针5 mg进行静脉滴注,对缓介症状有良效。

本症用手法治疗,效果虽然较好,但其机理迄今尚无一致认识。较合理的推论,认为通过手法操作,可使突出的椎间盘部分回纳,或突出部分与神经根之间的病理解剖关系发生改变,亦有可能使神经根粘连获得松解,从而改善症状以致痊愈。

凡急性发作的患者,或慢性症状典型的患者,均应卧硬板床休息配合骨盆牵引,可有增宽椎间隙、解除软组织痉挛作用,以利突出之椎间盘回纳。牵引时,脚部床脚应抬高20 cm左右,牵引的重量为20~25 kg,每天牵引1~2次,每次1~2小时,牵引总时间为6~8周(图4-39)。

多项研究证据表明,19.6%~36.3%的腰椎间盘突出者是无症状的。所以单纯影像学中显示的椎间盘突出,在不伴有症状的时候,并不需要处理。80%以上的腰椎间盘突出症患者,都可以通过非手术治疗得到治愈或使症状长期缓解。本症如经长期保守疗法无效,琢磨其原因很可能是突出的椎间盘过大,或因迁延日久而使突出的椎间盘变性,神经根发生粘连所致,对此类病例应建议手术治疗,以免贻误病情。

腰椎间盘突出症患者,在两周左右的急性期缓解后,应该抓住缓解期,通过运动锻炼来增强腰背部肌肉力量和韧带关节囊强度,利于脊椎稳定,改善局部血液循环,调节腰椎间盘压力,纠正不良姿势和体位。但锻炼需由简及繁,持之以恒,并根据自己所

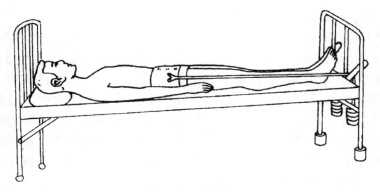

图4-39　牵引图

能,掌握几种锻炼方法,以减轻疼痛,加快恢复。以下是几种常用锻炼方法,患者可选择1～2种。

(1)收腹蹬跟法:取仰卧位,抬举大腿,大腿与髋关节呈90°,小腿与大腿成90°,跟部与床面平行,蹬跟伸膝收腹,反复练习。开始蹬跟,用力不要过大,后逐渐增大,这种方法可以达到强筋健骨,消除腹部脂肪的作用,从而加强腰椎的稳定性。

(2)燕飞式腰背肌练功法:两手指相互交叉,抱住后枕部,同时挺胸仰颈,上肢及下肢同时做背伸动作,尽力背伸,反复进行若干次。该法能使腰背肌肉及四肢、颈项肌得到充分的锻炼,增强腰部的力量。

(3)倒走:以均匀的速度向后退走,步伐要均匀有节律,全身肌肉放松,注意力要集中。该法能锻炼腰背肌和臀部肌肉的协调能力,对纠正腰椎生理曲度变直或后突起一定的作用,但速度宜缓慢。

2. 腰椎间盘突出的自查　从以下几方面去自我观察和自查,以判断自己是否患有腰椎间盘突出症。

(1)在急性扭伤后,或腰部长期从事单一姿势干活的人,有否跛行,呈一跳一跳的步态;喜欢前倾而臀部凸向一侧的姿势。

(2)腰部偏弯一侧,或挺胸叉腰向后仰,或稍向前屈腰部,腰痛略有减轻者。

(3)咳嗽、打喷嚏、大便时腰痛加重者。

(4)仰卧在硬板床上休息,疼痛不能缓解,而侧卧位、弯腰抱髋、抱膝时疼痛症状有所缓解。

(5)仰卧位、将腰部向上挺,腰及腿部疼痛加重者。

(6)仰卧位,患肢膝关节伸直,令患肢缓缓抬高,观察是否有因疼痛而抬高限制者。

(7)俯卧位,用手掌贴着腰部正中及两侧,用另一手握拳叩击手背是否出现腰腿部反射痛。

(8)腰椎正中及两侧是否有固定的压痛。

(9)小腿、足背外侧、足跟或足底外侧麻木,有的患者肢温偏低,尤以足趾远端为著。

(10)严重者,双侧坐骨神经疼痛严重,会阴部麻木,排便、排尿无力。如不能伸足趾或足下垂,同时双下肢后侧、会阴部感觉消失,大小便功能障碍。

　　上述几种自我检查办法,患者可选择几项进行,若有两项符合,就应怀疑有患腰椎间盘突出症的可能,须去医院进行CT、磁共振检查证实。

　　3.腰椎间盘突出症的饮食常识　　腰椎间盘突出症是一个顽症,患者在治疗的同时,可按自己的口味,多吃能增强骨骼强度和肌肉力量的食物,加快恢复。

　　在人类生长衰老的过程中,骨的代谢离不开钙,钙在血液中还有安定的作用,并能缓解疼痛,消减焦虑;人体的肌肉、韧带、神经、骨骼等组织的新陈代谢需要蛋白质;维生素B是神经的营养成分;椎间盘的纤维部分是结缔组织,结缔组织形成离不开维生素C,椎间盘纤维环破裂的修复阶段,也需要大量的维生素C;维生素E有扩张血管、促进血流,消除肌肉紧张的作用,可缓解疼痛,减缓组织老化。腰椎间盘突出症患者应该选择富含以上营养成分的食物调养,现列出有关腰椎间盘突出症营养的食物供大家选用。

　　(1)富含蛋白质的食物:瘦肉、猪蹄、鸡肉、兔肉、羊肉、牛肉、动物肝脏等肉类;鲤鱼、草鱼、黑鱼、鳝鱼、鲨鱼等鱼类及贝类鲍鱼等。另外,还有干酪、鸡蛋、大豆、黑豆、红豆、绿豆、蚕豆、豌豆、刀豆、扁豆等豆类。

　　(2)富含钙的食物:牛奶、豆腐排骨汤、小鱼、虾皮、海带、发菜、豆腐及各种绿叶蔬菜等。

　　(3)富含维生素B的食物:瘦肉、鸡蛋、动物肝脏、青鱼、沙丁鱼、鲑鱼、花生、黄豆、干果、玉米、新鲜绿叶蔬菜等。

　　(4)富含维生素C的食物:山楂、鲜枣、橘、橙、番茄、柠檬、卷心菜、青椒、香菜、黄瓜、生梨、草莓等。

　　(5)富含维生素E的食物:鳝鱼、植物油、杏仁、花生、芝麻、大豆、青鱼、鱼籽、带鱼等。

　　4.腰痛与妇科疾病　　女性腰痛是非常普遍的症状,毫不夸张地说:女人一生没有谁没尝过腰痛的滋味。这是由于女性生理上有月经、妊娠、分娩、哺乳等特点,而在解剖上子宫及附件的神经来自腹下与卵巢交感神经丛和副交感神经的骨盆内脏神经,这些神经又起自骶2～4神经。因此,位于盆腔内的子宫及附件病变累及这些神经时,就可反射性地引起下腰痛症状。女性疾病伴有下腰痛常见以下病症。

　　(1)生殖器官炎症:是妇科最常见的疾病。由于经期不卫生,不洁的性生活,产后或流产后的感染,宫腔内手术操作后感染等,病源菌侵入而引起。如急慢性宫颈炎、急慢性盆腔炎等,当炎症沿宫骶韧带扩散至盆腔或炎性渗出物增多致盆腔粘连时,就可引起腰骶部酸痛。当然除了腰痛外,主要还有阴道分泌物增多、异味、下腹坠痛、经期延长、阴道不规则出血等。急性宫颈炎、急性盆腔炎还可见宫颈水肿、流脓性白带、宫颈举痛、下腹压痛伴或不伴反跳痛、附件压痛等,甚至高热、寒战、头痛等败血症状。

　　(2)盆腔内肿瘤:如果盆腔内患有肿瘤,如子宫肌瘤、宫颈癌、卵果肿瘤等压迫神经时,均可发生腰痛,或癌细胞浸润盆腔结缔组织,肿瘤本身对腹膜的牵拉也会引起腰痛,且痛感会随肿瘤的增大而加剧。好在临床上虽然子宫肌瘤占育龄妇女的20%～25%,而有症状的肌瘤仅占10%～40%。通常无腹痛,只有较大的肌瘤压迫盆底神经时,才可引起下腹坠痛、腰酸痛。通过妇科检查及B超,诊断多无困难。

　　(3)子宫位置异常:正常子宫位于轻度前倾前屈或轻度后位,周围韧带活动自如。当子宫位于极度后倾后屈位时,在月经期间,盆腔充血时,可压迫部分盆腔内神经引起下腰部疼痛,下腹坠痛。中、重度子宫脱垂,盆底组织薄弱,张力降低,韧带过度牵拉也可引起程度不等的腰骶坠痛。前者由于生理位置异常,可通过膝胸卧位,经期多卧床休息,提高臀部,避免剧烈运动,有望减轻症状。后者为损伤性疾病,平时加强营养,避免重体力劳动,保持大便通畅或口服补中益气升提中药,放置子宫托等,严重者根据患者年龄,全身健康状态选择手术治疗。

（4）子宫内膜异位症:是目前妇科常见疾病之一。常见症状为痛经,不孕、性交疼痛。重症患者表现为持续存在的下腹部及腰骶部胀痛,主要病理变化为异位内膜随卵巢激素的变化而发生周围性出血,伴有周围纤维组织增生或粘连形成。典型的盆腔子宫内膜异位症妇检时可发现子宫多后倾固定,直肠子宫陷凹、宫骶韧带或子宫后壁下段扪及触痛性结节,而B超往往无阳性发现,只是在卵巢巧克力囊肿诊断上有较大意义。血CA125检查有助于临床诊断。MRI对诊断及了解盆腔病变及粘连情况有很大价值。对不孕症患者腹腔镜检查,可对子宫内膜异位症进行分期及评分。目前抗子宫内膜抗体(EMAb)检测是子宫内膜异位症患者的诊断及疗效观察的有效检查方法。

（5）泌尿系统感染:这类患者腰痛最常见。由于女性的尿道短而直,且接近阴道,所以容易导致细菌上行感染而出现尿频、尿急、尿痛,膀胱区域或会阴部不适或腰痛等尿路感染症状。临床上,这些患者大多先就诊妇科。

（6）节育器异常:该病是导致女性腰痛不可忽视的一个方面。节育器为异物,放环后可能会引起子宫排斥性收缩而表现为下腹坠痛、腰痛、阴道出血等。放环初期可抗炎、止血、对症处理。如果节育器型号与宫腔不符,节育器弹性过大或节育器位置下移,不当的节育器在子宫腔内刺激子宫壁均可射性地引起腰痛等症状,或放环后引起子宫内膜炎抗炎治疗无效,则考虑取环。

除此之外,妊娠妇女由于胎儿逐渐增大,腰部支撑力不断增加,晚期重心前移;且妊娠卵巢分泌松弛素使骨盆韧带及椎骨间的关节、韧带松弛,如不注意休息,也会导致腰痛,则不当病论。另外胎儿发育需要充足的钙磷等营养物质,若膳食中摄入不足,可造成孕妇骨质钙化脱钙,亦可腰痛,故孕期需常规补钙。

总之,女性腰痛很多是由妇科疾病引起的,或是炎症刺激,或是机械刺激,或是神经压迫盆腔内神经等,均可引起下腰痛。因此,女性腰痛,除了明显的外伤史外,还是先去查查妇科。

6. 青少年腰椎间盘突出症　　青少年腰椎间盘突出症较少见,其发病率国内文献报告为0.65%～3.71%,国外文献报告为0.4%～0.6%。青少年出现腰痛和下肢疼痛麻木时,通常考虑为感染、肿瘤或椎体滑脱,而忽略了腰椎间盘突出的可能性。统计表明,21周岁以下腰椎间盘突出症患者占所有腰椎间盘突出症患者的1%～3%。就其病因而言,创伤和先天性畸形是青少年腰椎间盘突出症发病的重要原因,而先天畸形往往是其内部原因,创伤为促发因素。本组病例发病与创伤有明确的关联。其突出程度与创伤强度、持续时间呈正相关,暴力损伤可致骨髓离断。因此,对于青少年腰腿痛患者,尤其是近期有过腰部外伤者,即使症状及体征不够典型,也应考虑到腰椎间盘突出的可能性,在必要的体格及影像学检查的基础上,做到早期诊断和治疗。

青少年腰椎间盘突出症治疗上存在争论。椎间盘的生理性退变从20岁开始,退变速度及程度与职业有关,职业性劳损为椎间盘退变的激发因素。青少年仍处于生长发育期,椎间盘髓核呈胶冻状,水分较多,弹性较大,损伤后修复能力较强。因此,保守治疗亦可获得满意效果,对于青少年外伤性椎间盘突出症患者,除非合并有骨折脱位或保守治疗无效,一般不主张手术治疗。因为腰部手术存在诸多并发症,如硬膜外瘢痕、纤维环不愈、椎间盘残核再次突出、脊柱不稳等。本组病例表明,只要治疗得当,疗程足够,保守治疗可获得满意疗效。

八、自我按摩治疗慢性腰软组织劳损

慢性腰软组织劳损指由于慢性积累性损伤,使腰部肌肉、筋膜和韧带发生痉挛、充血、水肿和粘连,从而引起以腰痛为主的临床综合征。其范围包括慢性腰肌劳损,棘间韧带劳损、棘上韧带劳损等。

(一)诊断要点

(1)有急性或慢性损伤史。
(2)腰部酸痛,休息后症状减轻,劳累后则腰痛加剧。
(3)脊柱两侧骶棘肌呈痉挛状态,腰活动或有一定程度的限制。
(4)按压痛点,区分劳损部位:骶棘肌痉挛且有压痛者,为腰肌劳损;棘突上有压痛者,为棘上韧带劳损;棘突之间有压痛者,为棘间韧带劳损。
(5)X线片一般无异常发现,有时可发现脊柱肥大性改变或隐性脊柱裂。

(二)相关临床研究

笔者参阅了有关资料,并结合临床实践,摸索出一套自我推拿手法,指导慢性腰软组织劳损患者进行自我推拿按摩,加以辨证施治,取得满意效果。已经治疗45例,女性10例,男性35例,疗程最短15天,最长3个月。治愈无复发38例;显著好转,过度劳累时复发3例;没有坚持配合治疗而放弃的4例。

(三)自我按摩手法

1.准备位　　患者直立或坐位,两眼平视,挺胸收腹,呼吸均匀,两手自然下垂。
2.摩腰法　　以四指指腹贴在腰肌皮肤上,轻轻地作上下来回直线、圆形抚摩动作。摩动时手不离皮肤,动作灵活,轻缓而柔和,肩肘关节放松,自我感觉有轻快感,一般每分钟60～70次,快100～120次。其作用是使肌肉放松,加快血液循环,促进新陈代谢,舒筋活络,活血止痛。
3.手背按摩法　　两手握拳,手背重按腰部,紧贴着皮肤,腕部放松,以肘部为支点,前臂作主动摆动,带动腕,使手背缓和旋转。力量由轻增重,频率由慢加快,渗透力由浅至深，但手背不能移开接触的腰和皮肤，要随手背揉动而移动，每分钟慢 60 ～ 70次，快 100 ～ 200次。其作用是消除肌肉痉挛、粘连，促进损伤修复，活血行气，祛瘀生新，消肿止痛。

4. 掌指关节按揉法　　两手握拳，拳心向后，用第二掌指关节紧按痛点或不适区旋转，用力按揉。以肘关节为支点，摆动前臂间内或向外旋转，带动腕关节，使掌指向关节里做功，有酸胀感为宜每分钟慢60 ～ 70次，快100 ～ 120次。其作用是消除肌肉痉挛、粘连，促进损伤修复，活血行气，祛瘀生新，消肿止痛。

5. 擦腰法　　用手掌放在腰部，拇指向下，两手掌根、大鱼际、小鱼际用力上下来回擦滑，动作柔中有劲，掌下的力不要太大，自我感觉有发热为止。擦腰时力量要均匀，力达于深部，每分钟慢20 ～ 40次，快40 ～ 80次。其作用是活血行气，通络舒筋，补肾强腰。

6. 推腰法　　用手掌外缘贴在腋后线处进行单方向直线移动，推每半分钟15 ～ 20次，改掌根放在肩胛角下线外进行单方向直线移动每半分钟15 ～ 20次，再变换大鱼际接触胸腰骶棘肌处施行单方向直线移动每半分钟15 ～ 20次。移动时不要离开皮肤，变换不同的部位力求要连贯性，用力要稳，速度要缓慢而均匀。其作用是活血行气，舒筋活络。

7. 掌背侧叩击法　　两手四指自然伸直，微微分开，拇指对掌心，将隆起第一、第二掌骨骨间肌及第一、二掌骨的背侧叩击腰部。腕关节动作要放松、协调、有节奏，手法要均匀，由轻到重，不可用猛力，慢快要适中，每分钟慢50 ～ 100次，快120 ～ 160次。其作用是强腰壮骨，补益肾气。每天至少推拿2次，每次15 ～ 30分钟，对腰椎棘上韧带、棘间韧带劳损，用单手放在腰椎处按摩推拿。

（四）辨证论治

除上述手法治疗外，按辨证论治原则用药，可提高疗效。有腰痛以酸软为主，喜按喜揉，遇劳加重，卧则减轻，反复发作，伴掌心发热，舌红苔光剥，脉细数属肾阴不足，相火有余之候，治宜滋阴降火法，知柏地黄汤主之。伴有手足不温，小便清长，舌苔薄白，脉沉细无力，此属肾阳不足之候，治宜温补肾阳之法，金匮肾气丸主之。凡腰痛，面色苍白，四肢乏力，动易汗出，内脏下垂，指甲、眼睑苍白，月经过期，量少质浓，心悸气短，舌质淡红，脉虚者，属气血不足之候，法当补益气血，八珍汤、补中益气汤、十全大补汤、归脾汤、人参养荣汤等选用。凡腰部疼痛，痛处伴发热感，热天或雨天疼痛加重，而活动后可减轻，小便短赤，舌苔黄腻，脉濡数为湿热腰痛之候，治宜清热利湿，舒筋止痛，加味二妙散主之。凡腰部冷痛重着，遇阴雨天痛加重，舌苔白腻，脉沉而迟，属寒湿腰痛，治宜祛寒行湿，温经通络，甘姜苓术汤主之。若痛处走痛不定或关节亦痛，兼有风邪，以祛风活络补肾，独活寄生汤主之。凡腰痛，有固定而明显的痛点，舌有瘀点，脉涩者，属瘀滞脉络不通则痛之候，治当活血化瘀，舒筋止痛，活络效灵丹加味主之。

自我按摩推拿对促进血液循环，加强新陈代谢，调节局部肌力，解除其紧张、痉挛，消除疼痛、粘连，促进损伤修复，改变肌肉的肌张力，有利关节功能的恢复。辨证施治根据患者寒热虚实不同,按辨证论治的原则用药选方而加减,发挥机体内在因素,增强体质,内外标本同治,可取得满意远期的效果。

九、梨状肌损伤综合征

梨状肌起自骶骨前面,经坐骨大孔自骨盆穿出,向外直行至大粗隆附近逐渐变窄,以腱抵止于髋关节囊的后上部和股骨大粗隆的上端,受第1、2骶神经支配。正常人的坐骨神经自坐骨大孔穿出,经过梨状肌的下缘,沿大腿后侧向下走行。

由于急性或慢性损伤,使梨状肌发生充血、水肿、痉挛以致粘连,从而产生坐骨神经压迫症状,此即所谓梨状肌损伤综合征。

梨状肌综合征属于祖国医学"痹症"范畴。多因感受风寒、外伤引起,损伤气机,气血痹阻不通,久则血停为瘀,阻于经络,深入关节、筋脉。有体质壮实、瘀阻明显者;阴虚而瘀血内阻者;肝阴不足者;气血不足、肝肾偏亏而兼风湿入络者;肝肾阴虚而兼肝阳上扰者;怀孕妇女因胎儿压迫而出现类似梨状肌损伤综合征者等。

(一)诊断要点

(1)有急、慢性损伤史。

(2)患侧臀部疼痛,并沿大腿后侧、小腿后外侧扩散,偶尔小腿外侧有麻木感。

(3)在梨状肌表面投影位置,可探及该肌呈条索样隆起,并有明显压痛。

(4)直腿抬高试验一般阴性。脊柱无侧突畸形。第3、4、5腰椎和第1骶椎棘突旁开1 cm处无压痛。跟、膝反射无改变,这些体征足以与腰椎间盘突出症相鉴别。此外,为进一步明确诊断,对腰椎进行核磁共振或CT检查,也有必要。

(二)手法治疗

1. 伸髋揉推法

(1)患者侧卧位。助手双手扶住患侧下肢踝关节部位,在髋关节后伸姿势下进行牵引。术者双手拇指揿定梨状肌纤维,作点、按、揉并推之向前。

(2)助手放下患肢,按住健侧下肢踝关节。术者一手按住梨状肌部位,另一手握住患侧下肢踝关节,用力向后拨拉,使髋关节过度后伸。

(3)患者仰卧。术者一手握住患侧踝关节,另一手按住膝关节,用力使膝关节和髋关节过度屈曲,膝部须抵至胸前为度。

2. 尺骨鹰嘴点揉法　　对身体壮实、臀部肌肉丰厚的患者,用伸髋揉推法时,拇指往往使不上劲,宜改用尺骨鹰嘴点揉法。术者屈肘,用尺骨鹰嘴顶住梨状肌表面投影位置(相当于环跳穴),作点、按、揉1～2分钟。

（三）中药应用

除手法外，应用中药内服很有必要。凡体质壮实、瘀阻明显者，选用康复合剂（附方15）、舒筋合剂（附方35）；阴虚而瘀血内阻者，忍冬藤合剂（附方19）主之；肝阴不足者，补肝合剂（附方12）、加味芍药甘草汤（附方7）主之；气血不足、肝肾偏亏而兼风湿入络者，独活寄生汤（附方36）、伸筋活血汤（附方37）主之；肝肾阴虚而兼肝阳上扰者，加味杞菊地黄汤（附方38）主之；怀孕妇女因胎儿压迫而出现类似梨状肌损伤综合征者，妊娠坐骨神经痛方（附方39）、补中益气汤（附方31）主之。

（四）注意事项

（1）手法治疗梨状肌损伤综合征，如运用得当，则疗效较好。本法是在髋关节后伸姿势下操作的，这样的姿势容易显露梨状肌，因而得心应手，较之其他手法为优。一般3～4天操作1次。手法治疗时，动作须轻重适度，忌行强力扳拉。

（2）如局部压痛点集中者，尚应配合封闭疗法。封闭时须用9号长针头，避开坐骨神经深刺方有效。

（3）梨状肌综合征分急性伤筋和慢性劳损两种类型。急性伤筋可导致代谢物渗出、瘀血肿胀及保护性收缩等，使坐骨神经受到挤压或牵拉而出现相应的临床症状。慢性损伤主要病理表现为局部肌纤维的变性、粘连，因累及坐骨神经、臀下神经等而出现臀部和下肢肌肉萎缩、肌力减退等症状。急性伤筋宜卧床休息，手法治疗宜轻柔缓和，切忌暴力，以理筋轻手法为主，以免加重病情。慢性期手法宜深沉有力，重点选用弹拨法，通过持续强烈的弹拨刺激，增强肌纤维的伸缩性，加快血液和淋巴液循环，增加梨状肌的营养供应，加速水肿和病变产物的吸收，促进肌肉粘连、肿胀、萎缩的消除。

（4）笔者曾遇到一例以左坐骨神经痛为主诉的患者，女，65岁，瑞安市湖岭镇人。据述左下肢疼痛伴有麻木已历半年之久，曾在当地骨伤科诊治多次，始终无效，反有加重之势。后慕名而前来求诊，作者初断为梨状肌损伤综合征，予以手法及中、西药物对症处理，约经2周治疗，病情未见改善。乃建议她作腰椎正侧位摄片及腹部B超检查，结果发现左侧卵巢部位有一肿块，大小4～5 cm。转妇科会诊，予以手术切除肿块。1个月后来复诊称，她的坐骨神经痛已完全消失，步履恢复正常。笔者曾遇此等病例数例。故建议今后对以坐骨神经痛为主诉的患者，不要专从骨伤科的角度来考虑治疗方案，必要时应进行比较全面的检查，如此才不会出现误诊。

十、自拟方治疗小儿髋关节暂时性滑膜炎

髋关节暂时性滑膜炎又称髋关节扭伤、幼年性髋关节半脱位等。多见于5～10岁的儿童，男女均可发生，但以男孩多见，男女之比为4：1，为临床常见病。此症病因迄今未明。据临床观察，绝大多数患者均有行走过多、跳跃过度或髋关节扭伤史，部分患者有游走性关节炎病史，故该病的发生与损伤及风湿有密切关系。

中医学将其归属于"髋痹证"范畴。中医学认为，本病是正气受损、卫外不固、风寒湿毒乘虚而入，致使关节脉络不通，气血运行受阻，湿浊流注关节，积而不散，瘀而化热，湿热相搏，从而导致关节肿胀发热、筋肉拘挛及关节活动障碍；或外伤后复感外邪，湿浊流注关节，气血闭阻不通，关节失于濡养所致。中药治疗以活血化瘀，行气利湿，通络止痛为主。

（一）诊断要点

（1）绝大多数患者均有不同程度的外伤史，或有游走性关节炎病史。

（2）患侧髋部疼痛、跛行。

（3）患侧下肢较健侧下肢延长 1.5 ～ 2 cm。帕特里克试验阳性。患侧髋关节屈曲、内旋、外旋以及后伸活动均有轻度限制。

（4）血常规及红细胞沉降率检查均属正常范围。X线片也无异常发现。

（二）临床研究

小儿髋关节暂时性滑膜炎是伤科常见病，41年来，笔者以自拟方乳没白芥子散治疗70例。70例中，男48例，女22例。多为 3 ～ 10岁的儿童，发病时间 1 ～ 38天。患者起病的原因是：跳跃35例，步行过多5例，高处跳下10例，负重活动过多5例，感冒4例，受寒3例，不明原因8例。多数患者起病缓慢，其症状主要为髋关节肿痛或反射性膝关节痛，髋关节活动时因疼痛而受限。关节周围软组织一般无红、热感，关节内侧有时可见轻度饱满，有压痛，病情轻者表现为跛行，严重者不能下地行走，有的患肢较健肢为长。X线检查髋关节无骨质异常改变。白细胞及红细胞沉降率偶有增高者。其他关节炎或骨关节疾病已被排除。

1. 治疗方法　取制乳没各20 g，炒白芥子16 g，冰片2 g研末，用适量蜂蜜均匀调成饼状，置于油纸上，贴敷患处，用绷带或胶布包扎。隔天更换1次，为1个疗程。为预防白芥子引起皮疹，可先在局部涂抗过敏软膏。

2. 治疗效果　本组70例全部治愈，其中55例经1个疗程治疗后治愈，占78.6%，另15例，经2个疗程治疗后治愈。

（三）体会

髋关节暂时性滑膜炎宜早期诊断，早期治疗。早期治疗方法简单，疗效显著。反之，如果治疗不及时、不正规，常会导致病程延长、反复发作，甚至可能向股骨头缺血性坏死的方向发展。西医学治疗主要是以休息、制动为基础，口服小剂量的非甾体抗炎药、抗生素，以及牵引理疗等。

本病的病理主要为关节滑膜充血、水肿、关节有渗出液。中医认为是髋部劳伤后，气血运行受阻或外感风寒与正气相搏聚于关节，留连筋骨或湿流关节，使经脉不通而痛。乳没辛苦温通,消肿行气,活血止痛;冰片味辛性微寒,香窜善走,能行药入病处;白芥子软坚散结;蜂蜜解毒润燥,止痛护肤。全方共同达到改善和增强局部的血液循环,扩张毛细血管,吸收渗出液,消除关节滑膜的充血、水肿而生效。

此症预后良好。既往的处理方法是卧床休息,局部用四肢洗方(附方13)热敷,通常需要1～2周方能痊愈。近年来,运用手法为主配合热敷和休息,疗程明显缩短,一般3～5天即可恢复正常。有的患者一经手法治疗,疼痛及患肢延长就立即消失。手法治疗机理,可能有解除滑膜嵌顿或纠正关节错位等作用,因而使症状很快消失。个别患者除有暂时性滑膜炎的征象外,常诉其他关节亦痛,这表明本症也可能与风湿有一定关系。遇到此等病例,作者常给予一些消炎镇痛药,有时酌加一点激素,能提高治疗效果。

小儿髋部疼痛,如果经常反复发作,应注意观察病情,嘱其好好休息。作者曾遇到多例此类患者,因早期未作彻底而有效的治疗,结果后期出现股骨头无菌性坏死现象,此点必须引起注意。文献报道均认为本病系小儿疾患,但作者发现个别成人患者也有类似髋关节暂时性滑膜炎的临床表现。

最重要的是应与下述两种疾病进行鉴别诊断。

(1)早期髋关节滑膜结核。患者有结核病接触史,红细胞沉降率明显升高,胸片可有肿胀的肺门淋巴结发现,结核菌素试验阳性,髋关节摄片关节囊阴影增大,骨质疏松,个别可有潮热、盗汗等症状。

(2)急性化脓性髋关节炎。起病急骤,疼痛剧烈,高热达40℃以上,局部肿胀,压痛明显,髋关节活动明显限制,白细胞计数超过1万,中性粒细胞比率升高至90%以上。

十一、魏氏手法治疗骶髂关节错位体会

骶髂关节位于骶骨侧面与髂骨之间,由于其接触面高低交错,且周围有坚强的韧带特别是骨间韧带予以固定,因此为人体最坚固、最稳定的关节,仅有轻微的前后及旋转活动。较强大的暴力直接或间接作用于骶髂关节,可引起单侧或涮唱歌骶髂关节错位,使该关节面失去正常的彼此相符的位置而处于交锁状态;同时,部分的韧带因受牵拉而导致劳损,从而引起以腰腿痛为主的临床综合征候群。

(一)诊断要点

(1)不同撑地的较强大的暴力损伤史。

(2)患侧腰臀部疼痛,有时可放射至下肢。

(3)骶髂关节部位有明显的压痛及叩击痛阳性。

(4)局部触诊可发现髂后上棘稍有隆起感。

(5)若髂骨向上移位,则X线片可显示;若仅关节稍有错位,则X线摄片一般无异常发现。

(6)唧筒柄(Pump Handle)试验及帕特里克氏(Pafricf)试验阳性。

（二）手法治疗

笔者运用吾师已故著名骨伤科专家魏指薪氏手法,治疗骶髂关节错位不乏其例,效果满意,尤其对急性病例见效更捷。兹介绍两种手法于下,供同道参考。

1. 伸髋推压复位法

（1）患者俯卧位。助手固定健侧下肢。术者一手按住骶髂关节部位,另一手握住踝关节稍上方,有髋关节处于过伸位姿势下,用力拔拉使髂骨在骶骨上向后旋转。在手法操作过程中,可有弹响声发生。

（2）患者仰卧位。术者一手握住膝关节前方,另一手握住踝关节上方,用力将髋关节极度屈曲,使该关节后面的软组织牵拉髂骨向前旋转。

（3）最后,患肢在被动屈膝、屈髋姿势下将髋关节外展、外旋,随后用力牵拉使之伸直,手法即告完成。

2. 提腿按压复位法　　患者俯卧位。助手双手分别固定踝关节并提起,使骨盆离开床面。术面双手重叠,接住患侧骶髂关节,用垂直的力量连续向下按压10～20下。

（三）注意事项

（1）在确诊之前,应做必要的检查,如红细胞沉降率、抗"O"、类风湿因子、X线片及CT等,以便与骶髂关节结核、骶髂关节类风湿性关节炎、腰椎间盘突出症等严格鉴别。

（2）对于急性病例,运用手法整复1～2次即有显效;慢性病例,须多次整复,一般每隔3～4天操作一次。

（3）急性骶髂关节错位,经手法整复后,应给予卧硬板床休息2～3周,以利关节囊修复。同时,内服活血化瘀、理气止痛之剂,如泽兰叶、归尾、赤芍、生甘草、大黄、乌药、川牛膝、参三七、丹皮等,以助康复。慢性病例,除手法外,尚应配合中医中药辨证施治。有时局部封闭疗法也有效。

（4）对疼痛较剧者,笔者常在10%葡萄糖溶液1 000 mL中加入复方丹参针20 mL、庆大霉素针24万单位、地塞米松针5 mg进行静脉滴注,每天一次,对缓解症状有显著效果。但对兼有胃病、结核病、糖尿病等患者则在禁用之列。

（四）典型病例

例1　　许某,男,51岁,2012年7月16日初诊。

患者于1周前杠抬重物时不慎扭伤,当即感左臀部剧烈疼痛并向下左下肢放射,行动不便。某医院伤科曾作"坐骨神经痛诊治",无明显效果。检查:左直腿被动抬举可达80°～90°,拉塞格氏征阴性,派崔克试验及唧筒柄试验均阳性,左骶髂关节部位触诊微有隆起感,有明显之压痛及叩击痛。腰椎正侧位包括骶髂关节X线片,无异常发现,红细胞沉降率及白细胞检查均在正常范围。拟诊为左骶髂关节错位。于2012年8月6日收住入院。先后三次进行伸髋推压复位法。内服活血化瘀、理气止痛之剂。住院15天基本痊愈出院。

例2　　陈某,男,35岁,瑞安塘下人,2013年8月16日初诊。

患者于2个月前骑自行车不慎跌倒,引起左侧臀部剧痛,并放射左下肢,步履不便。经当地摄片及CT等检查均无异常发现。按软组织损伤治疗后症状减轻,但左侧下肢始终有疼痛并牵掣感。检查:左骶髂关节有压痛及叩击痛,髂后上棘稍有隆起感,派崔克氏试验及唧简柄试验均阳性,直腿抬举正常,跟膝反射存在,伸拇肌力良好。根据临床病象,拟诊为左骶髂关节错位。予以魏氏手法治疗,每周进行2次,同时用10%葡萄糖溶液1000 mL中加入复方丹参针20 mL、庆大霉素计24万单位、地塞米松针5 mg进行静脉滴注。经2周治疗。症状完全消失,恢复正常。

十二、以手法为主治疗股中间肌粘连症

膝关节及股中间肌粘连系损伤后期颇为多见的并发症之一。其形成,大多由于膝关节及其周围的骨或软组织损伤,因固定时间过久或处理失当,导致软组织的充血、水肿,最后形成粘连。如不及时采取有效的治疗措施,常会造成膝关节不同程度的强直而致残。其临床表现,为膝关节肿胀,疼痛,屈曲功能受限,常伴有股四头肌不同程度的废用性肌萎缩。

(一)诊断要点

(1)有损伤史。

(2)损伤后期膝关节出现肿胀与疼痛。

(3)患膝功能障碍,尤以屈曲活动限制为甚。

(4)多伴有一定程度的股四头肌废用性肌萎缩。

(二)临床研究

笔者经长期临床实践,运用伤科手法为主,配合中药四肢洗方(落得打、仙灵脾、独活、桑寄生、当归、红花、伸筋草、透骨草各10 g)热敷局部和功能锻炼处理此类疾患,能使症状及体征于短期内获得明显改善,有效地防止病废的发生。兹简介如下:

1. 手法操作　　病员俯卧位,大腿前方紧贴床面,术者首先点揉殷门、委中、委阳、阳陵泉、承山等穴位3～5分钟,可起到解痉镇痛作用;然后一手揿定腘窝稍上方,另一手握住小腿,并用肘部托住伤员踝关节前方,利用术者肘部的力量将膝关节迅速屈曲15～20°,在屈曲过程中可有较明显的粘连撕裂声扪及。

2. 注意事项

(1)术前须向患者及其家属说明,在手法操作过程中可有短暂剧痛,以消除顾虑,取得配合。

(2)手法应轻重适度,每次屈曲度数不宜过大,以免引起出血而加重粘连;如果操之过

急,骤用暴力,则有引起髌骨撕脱性骨折之危险。

（3）每隔3～7天施以手法一次,每次操作一下.

（4）如系软组织断裂或骨折所致者,则必待临床愈合后方可施行手法治疗。

（5）对粘连较明显、时间较长的病例,可先用中药四肢洗方热敷局部1～2周,有温经通络、祛风止痛功效。待局部症状及体征稍有缓解后,再施以手法,则更相得益彰。

（6）要注意把握时机,一旦软组织或骨折获得临床愈合后,应立即予以手法治疗,否则,如迁延日久,超过4～6月,已形成纤维性僵直状态时,则良机已失,鞭长莫及。

3.功能锻炼 对松解粘连、滑利关节、增强股四头肌肌力等均有不可忽视的作用。为骨折及软组织损伤后期必不可少的治疗措施之一。常用锻炼方法有:

（1）转膝导引:病员两踝、两膝并拢,膝部轻微屈曲,双手扶住膝关节前方,作顺时针及逆时针转动各20～30下,每天坚持锻炼2～3次。

（2）挤压导引:患者站立,两踝并齐,双手扶住床架,作下蹲活动10～15下,每天三次,注意下蹲时足跟不可离地。

（三）典型病例

陈某,男,30岁,2012年10月20日初诊。左大腿前方被刀刺伤后疼痛、膝关节不能屈曲3周余。患者于2012年9月下旬在与人斗殴时左大腿前方被三角刀刺伤,当时流血不止,即去医院外科急诊,经扩创缝合后注射抗生素,2周后拆线,创口愈合良好,但因膝关节不能屈曲而来本院骨伤科门诊。检查:离左髌骨上缘约5 cm处有一斜形切口,长约3 cm,股四头肌轻度萎缩,膝关节处于完全伸直状态。拟诊为股中间肌粘连症,经用手法治疗而愈,另有一病例,膝关节轻度肿胀,有一"U"切口瘢痕,膝关节伸180°,屈曲仅15°左右(若以大腿与小腿之间在屈曲时所成角度来测量为165°)。拟诊为髌骨骨折术后膝关节粘连症。先后经手法治疗6次,同时配合中药四肢洗方热敷和逐渐加强功能锻炼,约经1个月治疗,膝关节屈伸功能基本恢复正常。

十三、半月板急性嵌顿性损伤

膝关节有内、外两个半月形软骨,称为半月板,附着于胫骨两髁边缘,其作用是加深胫骨髁的凹度,从而使膝关节更为稳定(图4-40)。

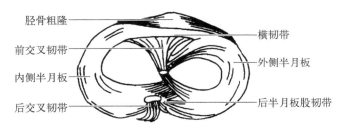

图4-40 右膝半月板上面观

当膝关节处于某种不协调的姿势下急速运动时,就有可能将半月板的边缘嵌顿于股骨与胫骨内外髁之间,而形成所谓半月板急性嵌顿性损伤。此时,半月板的边缘虽有不同程度的挫伤,但尚不足以造成半月板的撕裂。

中医学将半月板损伤称为"伤筋""痹症"范畴,中医学认为,本病多由外力所致,造成筋膜、肌肉、韧带的络脉受伤,早期瘀血凝结而发病,证属气滞血瘀。早期治疗原则以活血化瘀、消肿止痛为主,中期舒经活络强筋,后期补益肝肾。常用中医内外治疗方法有手法等。

(一) 诊断要点

(1) 急性损伤史。

(2) 患膝剧烈疼痛,呈半屈曲状,功能障碍。

(3) 膝关节内侧或外侧间隙有固定而明显的压痛点。

(4) 被动过伸膝关节时,疼痛加剧。

(5) X线片无异常发现。

(二) 手法治疗

1. 外旋过伸屈膝法　适用于外侧半月板急性嵌顿性损伤。

患者仰卧。术者一手握住膝部,另一手固定踝关节稍上方,在小腿被动外旋姿势下过伸膝关节(图4-41);继而立即使之过度屈曲(图4-42),可有明显的半月板复位弹响声发生。

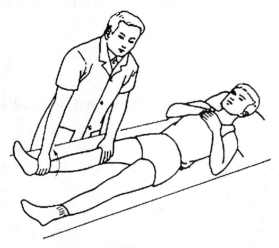

图4-41　外旋过伸屈膝法步骤一

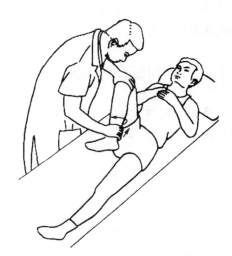

图4-42　外旋过伸屈膝法步骤二

2. 内旋过伸屈膝法　　适用于内侧半月板急性嵌顿性损伤。

复位方法与第一法类似,不过应在小腿内旋势下,过伸(图4-43)与过屈(图4-44)膝关节。

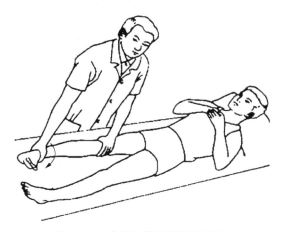

图4-43　内旋过伸屈膝法(过伸)

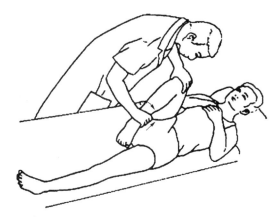

图4-44　内旋过伸屈膝法(过屈)

(三) 中药应用

早期外敷断骨丹(附方2)或活血消肿散(附方3),内服四物止痛汤(附方4)、续骨活血汤(附方5)、有活血、长骨和止痛效果。2～4周后,应以四肢洗方(附方1)热敷为主,有利于功能恢复。

(四) 典型病例

例1　　杜某,39岁。2012年7月20日初诊。

主诉:左膝扭伤后疼痛、行走困难2天。检查:左膝伸屈活动受限,呈弹性固定于约110°位置,肿胀不明显,内侧间隙有明显压痛,侧副韧带试验阴性,前后交叉韧带试验阴性。膝关节正侧位摄片无异常。拟诊为左膝内侧半月板嵌顿性损伤。运用内旋过伸屈膝法后约10分钟,疼痛顿减,患膝即基本恢复正常功能。予以外敷断骨丹(附方2),并作长托板固定。1个月后随访,一切恢复正常。

例2　　张某,女,48岁。2013年1月20日初诊。

主诉:下楼时不慎扭伤右膝关节致疼痛、过伸活动受限已1个月余。检查:右膝无肿胀,不能完全伸直,膝外侧间隙压痛明显,股四头肌轻度萎缩。X线片无异常发现。拟诊为右膝外侧半月板嵌顿性损伤。每周进行外旋过伸屈膝法1次,每天用四肢洗方(附方1)煎汤熏洗,同时配合弹膝锻炼法和股四头肌锻炼法。1个月随访,疼痛消失,功能恢复正常。

（五）体会

术后应将患膝在微屈10°～15°姿势下，用长托板或石膏托固定4～6周，以利半月板修复。伤科手法治疗急性半月板嵌顿性损伤，功效卓著，一般于术后10～15分钟，膝关节伸屈活动功能即基本恢复正常，疼痛随之明显减轻。但术前须作必要说明，以取得患者密切合作。

后期如膝关节屈伸活动仍有某种程度的限制时，尚可配合弹膝锻炼法：患者双足并拢，先将双膝关节屈曲（图4-45），然后猛然间向后挺直（图4-46）。如此重复操练5～10下，每天进行3次。此外，股四头肌锻炼法，对防止该肌废用性萎缩有效。

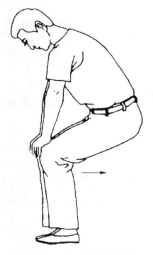 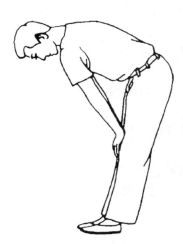

图4-45　双膝关节屈曲　　　　　　　图4-46　向后挺直

对陈旧性半月板嵌顿性损伤，在腰麻下，运用手法配合中西药物治疗，也有较佳的效果。其操作方法是：在助手两人对抗牵引下，术者双手重叠按其膝关节，使之过伸，然后迅速予以过度屈曲。术后用四肢洗方（附方1）熏洗膝关节，同时用10%葡萄糖注射液1 000 mL中加入复方丹参注射10支（20 mL）、庆大霉素注射液24万单位、地塞米松注射液5 mg，进行静脉滴注，每天1次。患者一般于1周后其疼痛及活动均有不同程度的改善，甚至完全恢复正常。

西医学治疗分保守和手术治疗。可以保守治疗，早期功能锻炼，适于半月板损伤Ⅰ～Ⅱ度的患者；早期关节镜手术治疗适于半月板损伤Ⅲ度的患者，可防止继发创伤性关节炎。半月板嵌顿性损伤，如果经手法治疗未见效果，应建议手术切除嵌顿的半月板。否则，将会影响关节的屈伸功能，并最终形成创伤性关节炎。

半月板损伤后期，可增加膝关节的功能锻炼。

1. 揉按法　　　坐位，稍向前弯腰，双手手掌微屈曲，自然地放到双膝关节上，手指自然放松，拇指置于膝关节内侧，其余四指置于膝关节下方，用掌根、掌心、大鱼际、小鱼际分别在膝关节上、前、内、外侧进行回旋揉按，揉按时手不离皮肤，动作轻缓而柔和。每分钟60～70

次,每次1～2分钟。

2. 拿捏法　　坐位,膝关节取半屈曲位,两手成虎口状放到两膝关节上,用拇指和其余四指在膝关节内侧、外侧从上到下进行拿捏,用力适度。每分钟30～40次,每次1～2分钟。

3. 提膝旋转法　　坐位,两手十指在右大腿后交叉相扣,提起大腿远段,使两臂伸直,不要让右脚触地,以右膝做支点,右小腿做顺时针方向的画圈旋转运动,然后逆时针旋转。左右交替,每分钟10～20次,每次1～2分钟。

4. 提髌骨法　　坐位,双腿自然伸直,稍弯腰,左手五指抓左髌骨,向上提起,使左膝关节微微弯曲后松手,一提一放,左右交替,每分钟10～20次,每次1～2分钟。

5. 揉按穴位法　　坐位,双手手指并拢,用中间三指指腹分别揉按膝部穴位:内外膝眼、梁丘、血海、鹤顶、阿是穴。动作轻柔,力度由轻到重,以有酸胀感为宜。每个穴位每次揉按1～2分钟。

十四、中药外敷治疗跟腱周围炎

跟腱周围炎是跟腱周围的腱膜、跟腱下滑囊、脂肪组织部位因受到慢性劳损、外伤等因素的影响所诱发的急慢性无菌性炎症,也可称为跟腱腱鞘炎、跟腱炎。本病主要由外伤或慢性劳损所致,好发于青壮年人,男性多于女性,在运动员中多见,通常病程较长,治疗难度较大。跟腱周围炎初期症状较轻,失治或误治可导致跟腱纤维中出现钙质沉着,继发钙化和骨化,使疼痛加重,甚至影响正常的工作生活。

中医学认为,足跟位于人体底部,依靠气血的周流不息而不断得到温煦与濡养,如外伤、劳损,导致筋骨气血失和,或外感风寒湿邪,足跟部气血循行不畅,气血阻滞,不通则痛;或肝肾亏虚,无以充骨生髓,筋脉失养,导致本病。治疗以活血化瘀、舒筋通络、补益肝肾为主。常用方法有贴敷、封闭、针灸、熏洗、针刀等疗法。笔者分别用自拟制乳没白芥子散和肉桂红花散加味外敷治疗跟腱周围炎。

(一)制乳没白芥子散外敷治疗跟腱周围炎

1. 诊断标准

(1)跟腱部位疼痛(一侧或两侧),行走加重,休息则痛减轻,有的上下楼梯更觉困难。

(2)跟腱周围轻度肿胀或周围变粗、变硬、皮肤微红,皮温增高,可有捻发征。局部压痛明显,踝关节屈伸可引起疼痛,小腿三头肌抗阻力试验阳性。

(3)X线检查多无明显异常,白细胞偶有增高,细菌培养阴性。

2. 治疗方法

(1)分别取制乳香20 g,制没药20 g,炒白芥子10 g,冰片2 g,蜂蜜少许,将制乳香、制没药、炒白芥子、冰片研末,用适量蜂蜜均匀调成饼状,有湿润感,放在油纸上,用绷带或胶布包扎贴敷患处。

(2)2天更换1次,为1个疗程。于3个疗程后统计疗效。为防止白芥子外敷出现皮疹先在局部外涂上抗过敏软膏。

3. 疗效标准

(1) 痊愈：症状消失，肢体功能恢复。

(2) 好转：症状基本消失，肢体功能恢复。

(3) 无效：未见减轻，不能正常行走。

4. 相关临床研究　　西医学治疗首选口服非甾体消炎药物及局部封闭治疗，严重时采用手术治疗。局部封闭治疗起效快，但多次封闭可能引起自发性跟腱断裂，非甾体类药物有明显的胃肠道不良反应及中枢神经系统的毒副作用，限制了其广泛及长期应用。

自拟制乳没白芥子散外敷治疗跟腱周围炎74例。结果显示：74例中，1个疗程治愈55例，占74.3%；2个疗程治愈15例，占20.3%；3个疗程治愈4例，占5.4%；本组病例全部治愈。

跟腱周围炎，多是由外伤或慢性劳损所引起的炎性反应。本病系在负重状态下，踝跖屈活动过多，跟腱产生急性劳损性牵拉伤所致，局部充血、水肿、渗出液、跟周围出现轻度肿胀，行走疼痛、压痛、久之跟周围变粗、变硬，而周围脂肪组织、腱膜等粘连，属于中医气血凝结，络脉不通之故。本病治疗，取制乳香、制没药辛苦温通，消肿行气、活血止痛；冰片味性微寒，香窜善走，能行药入病处之功；炒白芥子软坚散结；蜂蜜解毒润燥止痛护肤。共同达到改善和增加局部血液循环，扩张毛细血管，吸收充血、水肿、渗出液；消除粘连，能加速病变处新陈代谢，利于正常组织的恢复再生，从而迅速消除病症。

（二）肉桂红花散加味治疗跟腱周围炎

1. 临床资料　　该病患者273例，在1984年12月至1993年1月门诊治疗。男181例，女92例；外伤71例，劳损202例；年龄15～65岁，单侧223例，双侧50例，病程时间最短2小时，最长3个月，平均3～5天。

2. 治疗方法　　肉桂10 g，红花10 g，白芥子10 g，冰片2 g，研细末备用。用法：将上药用开水冲调饼状，有湿润感放在油纸上，厚0.5 cm左右，尚有热感敷患处用绷带缚扎，隔天1次。

3. 结果　　根据门诊工作日志，统计有367例，随访273例，结果1次而痊愈96例，2次治痊愈134例，3次痊愈35例，4次痊愈5例。1例跟腱断裂手术治疗，2例分别为跟骨骨骺炎、外伤皮肤感染放弃治疗。平均约2次而愈。

4. 体会　　取肉桂味辛、性热，宣导血脉；红花味辛，性温，破血行瘀；白芥子味辛，性温，消肿散结；冰片味辛，性微寒，香窜善走，能引药深入病处。达到改善、增强局部的血液循环，扩张毛细血管，吸收渗出物，改变消除增生、粘连，修复变性，故达到疗效。

十五、小针刀临床应用举隅

小针刀疗法，是吸取了中医针刺疗法和西医手术疗法之长，将针、刀两者有机地结合起来,以治疗骨伤科疾患的一种新疗法:近年来,笔者运用小针刀治疗某些久治不愈的骨伤科疾病,疗效颇佳。兹举四例,以示一斑。

(一)腰椎间盘突出症

唐某,男,21岁。2012年8月23日初诊。左腰腿痛伴有麻木1年许,有扭伤史。历经中、西药物对症处理,均无明显效果。检查:左直腿抬举45°,拉塞格氏征阳性,腰椎侧弯,左伸踇肌力减弱,跟、膝反射存在,左腰4、5棘突旁有固定压痛点,小腿及足背外侧皮肤感觉减退。CT检查报告为左腰4、5椎间盘突出症。予以入院行骨盆牵引,隔天手法1次,内服中药补阳还五汤加制乳没、炒桑枝、全虫、蜈蚣等,经1个月治疗,左腰腿痛明显减轻,直腿抬举恢复正常,腰椎侧突消失,唯自觉左下肢麻木及牵掣不舒感依然存在。乃于左腰4、5棘突旁压痛点处用小针刀刺入,直达椎板,进行剥离松解。一周后复查,左下肢麻木及牵掣感顿减。再予小针刀疗法一次,诸恙消失,迄今未复发。

该患者腰4、5椎间盘突出症,经保守疗法后基本好转,唯左下肢麻木及牵掣不舒感始终存在,使治疗陷入困难之境地,偶然想到不妨用小针刀一试,固然效如桴鼓。后遇此等病例,均在腰部及臀部等处仔细找其压痛点,然后予以小针刀治疗,多数能使症状于短期内显著改善或消失。其机理,设想小针刀有解除痉挛、松解粘连等作用,从而恢复脊柱的动态平衡,故能奏效如斯。

(二)第三横突综合征

林某,男,24岁。2012年9月25日初诊。腰痛半年许,曾有扭伤史。在当地经内服中药、推拿以及针灸等治疗均无见效。检查:直腿抬举正常范围,两髋关节活动正常,脊柱无畸形,跟、膝反射存在,右侧骶棘肌痉挛,右第3横突部位压痛明显,尿常规及肾脏B超检查无异常。腰椎正侧位摄片除生理弧度略呈变直外,余均正常。拟诊为第3横突综合征。予以小针刀直刺横突尖部并进行切割剥离,1周后随访,腰痛基本消失,活动自如。

第3腰椎横突综合征,系指以第3横突尖部有明显压痛为特点的慢性腰痛。既往常将本病归属于腰肌劳损范围,可是从目前的临床角度观察,由于该横突的解剖特异,其发病率颇高,故越来越多的学者主张将该综合征作为一种独立性的疾病来认识。第3横突较其他腰椎横突粗长,其末端附有与躯干活动关系密切的肌肉及筋膜,除后面的骶棘肌、腰方肌之外,前面还有腰大肌等,故该横突为肌肉收缩运动的一个支点。同时,其横突尖部还有脊神经后支和股外侧皮神经通过。急性腰扭伤延误治疗或慢性积累性劳损,均能使横突周围的软组织出现充血、水肿直至粘连而形成慢性腰痛。

其治疗,一般通过伤科手法、中药辨证论治及局部封闭疗法等,多数有效。但个别病例,其腰痛颇为缠绵,虽经多方设法,始终不见好转。以中医观点分析之,当属于瘀血内阻、不通则痛之候,利用小针刀直刺横突尖部,将其粘连剥离松解,使局部气血畅通,达到通则不痛之目的,故能使症状于短期内消失。

（三）网球肘

罗某，男，56岁，2012年10月6初诊。右肘部酸痛乏力半年余，无明显外伤史。曾先后进行局部封闭疗法多次，内服中药多剂，均属罔效。检查：右肘关节屈、伸、旋前、旋后活动正常，肱骨外上髁处压痛明显。肘关节正侧位摄片检查无殊，拟诊为网球肘。乃在局麻下，以小针刀针对痛点进行切割剥离，每周操作1次，经2次治疗，疼痛消失，恢复正常工作。

网球肘为临床常见病、多发病，系指以肘关节外侧疼痛为主的综合征候群，常因慢性积累性劳损，导致肱骨外上髁伸肌腱附着处发生撕裂、出血、机化，并形成纤维组织而致病，属中医'伤筋'范围。在通常情况下，以手法松解粘连，或配合局部封闭疗法，加以适当休息，大多见效。也有个别患者，虽经上述疗法而症状始终不见减轻，此时可在局部麻醉下，用小针刀进行痛点切割剥离，以奏通则不痛之功。

（四）跟骨骨质增生症

谷某，男，61岁。2012年8月25日初诊。左跟骨底部疼痛2个月许。曾在外院摄片检查，提示跟骨骨质增生。内服骨刺片并经局部封闭疗法多次，收效甚微。乃在压痛点最明显处，先行局麻，然后用小针刀在骨刺周围进行切割剥离，并在骨刺尖部摩擦5～10下，每周操作1次，经2次治疗，疼痛基本缓解。

本症好发于40岁以上肥胖体型者，主诉足跟底部疼痛，特别在长时间站立及行走时症状更为显著，经休息后减轻。跟骨侧位片可见跟骨结节处向前呈尖状凸出。

跟骨骨质增生症，虽为临床常见病、多发病，但治疗颇有困难。一般用中药活血舒筋之剂煎汤熏洗，内服骨刺片，并配合适当休息，可使症状有一定程度缓解，但见效甚慢。局部封闭疗法，有的有效，有的罔效。也有主张用手术切除骨刺以改善症状，但术后疗效不一定可靠，且有复发之可能。根据小针刀发明者朱氏研究，认为跟骨骨刺的形成，都是由于跖筋膜等持续性牵拉损伤所引起。因此用小针刀在骨刺周围切割松解。以改善局部的血液循环，减轻对跟骨结节的牵拉，从而使疼痛减轻以致消失。

十六、伤科医案九则

（一）髌上滑囊血肿案

陈某，男，55岁，干部，2012年7月28日初诊。行走时滑倒，致右膝关节剧痛半小时。检查：右膝关节呈半屈状，功能明显受限，髌上滑囊曲呈半月形肿胀，按之有波动感，穿刺见血性液体，膝关节正侧位摄片骨与关节无异常，诊断为右髌上滑囊血肿。在向患者及其家属作必要的解释后，即令患者仰卧床上，医者一手按住膝关节，另一手握住踝关节，先将膝关节过伸，继而迅速使其过度屈曲。左手法操作过程中，术者手下有明显的滑囊血肿破裂消散感，术后10余分钟,患者自觉疼痛顿减,膝关节活动明显改善。处以四物止痛汤5剂,外敷三色敷药,1周后复查,关节疼痛基本消失,功能恢复正常。

膝关节周围有许多滑液囊,多数与关节腔相通。髌上滑囊为最大的滑液囊,位于股四头肌肌腱的深面和股骨之前。由于损伤,使该滑囊撕裂出血而形成包裹样血肿。根据急性损伤史,膝关节剧痛,活动明显受限,局部穿刺可见血性液体等,即可诊断。手法治疗本病有特效,术后血肿立即消散,疼痛顿减。但应注意术前须作必要说明,以取得患者及其家属的配合。

上海市骨伤科研究所多年前曾用35%碘批拉舍针6 mL作髌上滑囊造影,接着运用上述手法,然后立即摄片检查,结果发现碘批拉舍随着血肿被挤散到关节腔及其周围的软组织中。由此推断,手法治疗机理,是由于挤破了肿胀的髌上滑囊,使包裹样血肿得以迅速消散。

(二)肱桡滑囊血肿案

陈某,女,42岁,工人,2013年3月2日初诊。患者于2小时前骑自行车不慎跌倒,左手掌撑地受伤,致左肘关节剧痛而来就诊。检查:左肘关节功能明显障碍,呈半屈曲状,肘后肱桡滑囊区的正常凹陷消失,并出现一棱形肿块,按之有波动感。局部穿刺见血性液体。肘关节正侧位摄片未见骨折及脱位。拟诊为左肱桡滑囊血种,在对患者及其家属作必要的病情介绍后,术者一手固定肘部,另一手握住腕部,先将肘关节过伸,继而立即使其过度屈曲。术后约10分钟患者自觉疼痛明显减轻,活动随之大有改善。即内服四物止痛汤,外用三色敷药敷贴,一周后复诊,除肘部略有肿胀外,自觉疼痛基本消失,肘关节功能恢复正常。

肱桡滑囊血肿是与髌上滑囊血肿相类似的一种损伤疾患,其发生系在肘关节处于过伸位和外翻位姿势下,手掌撑地跌倒,由于桡骨头与肱骨小头之间的相互撞击,使肱桡滑囊撕裂出血而形成局部包裹样血肿,运用已故著名骨伤科专家魏指薪手法治疗,效如桴鼓。术后局部血肿即行消散,功能随之大有改善,疼痛顿减:运用手法治疗肱桡滑囊血肿,为魏氏伤科绝招之一。

(三)腕背侧血肿案

冻某,女,56岁,家务,瑞安市塘下区陈宅村人,2013年3月31日初诊。2小时前平地滑倒,左手腕撑地受伤,致该腕部肿痛,活动不利,检查:左手腕部于鼻咽窝处见一2 cm×3 cm肿块,按之呈波动感,关节功能明显障碍。腕关节正、侧、斜位摄片骨与关节无异常。拟诊为左手腕背侧血肿。即在助手帮助下,先将腕关节进行持续牵引半分钟左右,继而在维持牵引姿势下,作顺时针及逆时针转动各3～5下,最后用大拇指由远端向近端推按血肿。术毕局部血肿即行消散,腕关节功能随之明显改善,疼痛顿减。予以外敷三色敷药,内服四物止痛汤加炒桑枝10 g、炒赤豆30 g。一周后复查,腕肿痛基本消失,唯活动尚有轻度障碍。嘱其用中药四肢洗方热敷腕部,每天2次,并指导其运行功能锻炼,以助功能恢复。

腕背侧血肿出现于损伤之后，临床较常见：其主要特点为损伤后腕部剧痛，鼻咽窝处随之出现一囊性肿块，穿刺时可见血性液体，腕关节功能不同程度的障碍，在确认为血肿之前，应先作腕关节正、侧、斜位摄片，以排除库列氏骨折及舟状骨骨折等。

笔者运用吾师魏指薪手法治疗多例，均有立竿见影之效，实为魏氏伤科绝招之一：手法治疗机理，一是推散血肿，二是纠正腕关节的错位。笔者体会，魏氏手法的运用与否，对疗效及防止今后腕关节粘连的发生有很大的影响，决不可等闲视之。

（四）肾挫伤案

王某，男，17岁，学生，2013年5月7日初诊。3小时前因口角被人用拳击伤左侧腰部，致腰部剧痛而前来就诊。检查：左侧腰部软组织有挫伤痕，略有肿胀，肾区部位压痛明显，叩击痛阳性。尿常规化验，血尿（+++）。血压测定在正常范围。拟诊为肾挫伤。即嘱其卧床休息，禁食刺激性食物。内服：白茅根30 g，银花、连翘、鲜生地黄、炒赤芍各10 g，参三七、土茯苓各15 g，丹皮、琥珀各2 g（研吞），每日1剂，四天后复诊，腰痛减轻，复查尿常规血尿（+）。原方继进5剂，再诊腰痛基本消失，血尿转为阴性。

肾挫伤为骨伤科临床上颇为多见之损伤，多由从高处坠下或腰部直接遭受暴力打击所致。根据损伤史，肾区部位压痛及叩击痛阳性，尿常规检查见有血尿等，即可诊断。在确诊之前，该作脊柱摄片以排除脊柱压缩性骨折，在治疗方面，除严格卧床休息、严密观察外，运用中药治疗有良效。笔者观察多例，均于7～10天治愈，方中丹皮、赤芍、白茅根、鲜生地黄、参三七、琥珀等配伍，有凉血止血、化瘀镇痛作用；金银花、连翘清热解毒，以防继发尿路感染；佐以土茯苓利水通淋。综观全方，具有清热凉血、止血化瘀、利尿镇痛功效，因而能取得良好效果。

（五）菱形肌劳损案

吕某，女，35岁，工人，2014年3月15日初诊。右背部酸痛近2年，曾针灸、推拿及中西药物对症处理，均无效果，检查：形体壮实，右侧菱形肌痉挛，压痛明显，舌边紫暗，脉象迟涩，胸椎正侧位摄片及胸部平片检查均无异常。拟诊为右背部菱形肌劳损。在菱形肌部位先用三棱针点刺出血，然后用大型火罐抽吸之；内服桃红四物汤加炒青皮、炒枳壳、全虫、炙蜈蚣、炒白芥子、胆星等。每隔1周拔火罐1次。经3周治疗，局部症状消失，唯自觉神疲力乏，以八珍汤加陈皮善后收功。

菱形肌劳损，临床上颇为多见，多由于急性扭伤或慢性积累性劳损，使该肌发生痉挛、充血、水肿甚至粘连，而引起临床症状。对此损伤的治疗，报道诚然较多，但迄今尚无特殊疗法，往往缠绵难愈。该例患者为纺织工人，右背部酸痛历时两年许，历经各种疗法，均无见效。遵照中医"久病入络""痰瘀同源""不通则痛，通则不痛"等理论，而选用桃红四物汤加味，更配合火罐疗法，以奏化瘀豁痰，搜剔络道之功，因而获效满意。终以培补气血，冀固根蒂。

（六）腱鞘囊肿案

林某，男，46岁，工人，2013年3月6日初诊。左踝关节外踝前下方发现肿物2年许。检查：在外踝前下方触及一囊性肿块0.5 cm，边缘光滑；按之有波动感。左踝关节正侧位摄片阴性。穿刺见胶性液体。拟诊为囊肿。助手将其踝关节内翻，然后术者双手拇指重叠将肿块向上方用力推挤，囊肿即随之消散，患者称奇不已，为防止复发，术后外敷三色敷药加压包扎固定。1周后复查，局部已无肿块触及。

腱鞘囊肿系指发生于肌腱或关节附近的囊性肿物，内含胶性液体。运用伤科手法治疗，有立竿见影之效。个别不能用手法推散的，可先用1%普鲁卡因3～5 mL，与醋酸确炎舒松0.5 mL混合，注入囊肿内，并从不同角度刺破囊壁4周，然后再施以手法推挤，即可消散。经保守疗法后，如多次出现复发者，可考虑行囊肿切除术或囊壁外翻缝合术。

（七）创伤性踝关节粘连案

陈某，女，46岁，2012年1月5日初诊。左踝关节扭伤后疼痛、行动不便1月余。受伤后曾于某医院摄X线片检查，骨与关节无异常，予以外敷中药软膏，内服活血化瘀之剂。药后局部肿胀虽明显消退，但仍有疼痛，行走时牵掣不舒。经人介绍，转来本院治疗。检查：左外踝周围之软组织略呈肿胀，距腓前韧带起点处压痛明显，踝关节被动内翻时明显受限，且感疼痛加剧。拟诊为创伤性踝关节粘连症。即嘱其每日以四肢洗方煎汤熏洗1～2次，同时每隔3～4天将踝关节被动内翻1次；3周后随访，功能恢复正常，疼痛消失，行动自如。

踝关节系由胫腓骨的下端和距骨滑车构成的、以背伸和跖屈为主的屈戍关节，其内、外侧分别由副韧带予以固定，以加强其稳定性，当踝关节及其周围的软组织或骨遭受损伤后，若早期处理失当，或持续固定时间过久，后期均有可能遗留不同程度的以局部肿胀、疼痛和踝关节内翻活动受限为主的临床综合征候群。既往对此症的治疗，一般主张以功能锻炼为主，虽有一定作用，但见效甚缓，笔者经长期临床实践，摸索到以运用伤科手法为主，辅以中药四肢洗方热敷局部，疗效迅速。术前应作说明，在手法操作过程中可有短暂剧痛，术后1～2天局部疼痛有时加剧，此系正常反应，不必顾忌，操作时动作须轻重适度，否则若急于求成，骤用暴力，往往难以达到预期效果。

（八）腰肌劳损案

金某，女，36岁，2013年3月24日初诊。腰痛4月余。无外伤史，自觉神疲乏力，四肢畏寒，腰部有下垂感。曾内服中药及局部封闭疗法多次均无见效。检查：脊柱无明显畸形，左右骶棘肌略呈痉挛并有轻度压痛，面色苍白，舌质淡红，脉象沉细无力。腰椎正侧位摄片骨与关节无异常。尿常规检查阴性。拟诊为腰肌劳损症，根据中医辨证，属于肾阳不足、中气下陷之候。予以补中益气汤6剂，龟龄集2瓶。1周后复诊，诉服药后腰痛大有改善，四肢转温，精神较前振作。前方既获效机，毋庸更张。续进补中益气汤九剂，龟齿集3

瓶以善其后。

此例患者主诉以腰痛为主,而兼有四肢畏寒,腰部下垂感,舌质淡红,脉象沉细无力等征象。其人之气阳大虚,显然可见;根据《黄帝内经》"寒淫于内,治以甘热""下者举之"之治则,用补中益气汤合龟龄集内服,以达升举中气、温壮肾阳、兼通任督奇经之力,故能奏效如斯。

(九) 半月板急性嵌顿性损伤案

尹某,男,48岁,2014年1月4日初诊。右膝关节扭伤后疼痛,行动困难6天。检查:右膝关节弹性固定于约135°位,被动屈曲活动基本正常,但被动过伸时疼痛剧烈。膝关节内侧间隙部位有明显而固定的压痛点。正侧位摄片膝部骨与关节无异常。拟诊为右膝关节内侧半月板急性嵌顿性损伤。即令助手二人对抗牵引下,术者先将膝关节在被动内旋姿势下过屈,继而立即过伸。在手法操作过程中,患者感觉剧痛,术后约10分钟,自觉疼痛顿减,并能主动伸直关节。给予中药四肢洗方7剂,煎汤熏洗,每天2次;内服四物止痛汤加用牛膝、地鳖虫等。一调后随访,疼痛基本消失,关节屈伸自如。

膝关节有内、外两个半月软骨,称为半月板,附着于胫骨两髁边缘。当膝关节处于某种不协调的姿势下急速运动时,就有可能将半月板的边缘嵌顿于股骨与胫骨内、外髁之间,而形成所谓半月板嵌顿性损伤,此时,半月板的边缘虽有不同程度的挫伤,但尚不足以造成其撕裂,运用伤科手法治疗,急性者效果颇佳;慢性者也有效;外侧半月板嵌顿,应在小腿外旋姿势下过屈过伸膝关节;内侧者,则就在小腿内旋姿势下过屈过伸。在静脉麻醉下或腰麻下进行手法操作,则效果更加理想:术后可用中药内服、外敷,以奏活血化瘀、通络止痛之功,有利于功能恢复。

1. 四物止痛汤

组成:当归10 g,川芎5 g,炒赤芍10 g,生地黄30 g,制乳香5 g,制没药5 g,夜交藤15 g,陈皮5 g。

用法:水煎内服,每天1剂。

作用:活血化瘀,理气止痛。

2. 三色敷药 (石筱山验方)

组成:炒紫荆皮、炒黄金子各240 g,当归、赤芍、丹参、牛膝、片姜黄、五加皮、木瓜、羌活、独活、天花粉、番木鳖各60 g,川芎、秦艽各30 g,连翘24 g,甘草18 g。

用法:上药共研极细末,和匀,以饴糖或蜂蜜调拌外敷。

作用:活血祛瘀、消肿止痛、续筋接骨。

3. 四肢洗方 (魏指薪验方)

组成:落得打、仙灵脾、独活、桑寄生、桂枝、当归、红花、伸筋草、透骨草各10 g。

用法:水煎熏洗,每天2次。

作用:活血祛风、通络止痛。

4. 龟龄集 (中成药)

组成:鹿茸750 g,人参600 g,海马、石燕各300 g,附子540 g,生地黄、穿山甲、青盐各

240 g,苁蓉540 g,熟地黄180 g,天冬、川牛膝、地骨皮、砂仁各120 g,补骨脂、锁阳、菟丝子、枸杞子各90 g,细辛45 g,甘草30 g,蚕蛾27 g,硫黄9 g,家雀脑100个,朱砂75 g。

剂型:散剂,3 g瓶装。

用法:每天服1 ～ 2次,每瓶分10次吞服。

作用:补肾助阳。

第五章　损 伤 内 证

一、脑震荡及其后遗症

头部遭受直接或间接暴力打击后,引起中枢神经系统功能一时性障碍,称为脑震荡或脑外伤综合征。一般认为脑震荡经过3个月的治疗与休息后,如仍有头痛头晕、记忆力减退等症状存在,则称为脑震荡后遗症或脑外伤后综合征。

脑震荡时,脑组织内没有明显的器质性变化,至多有时在镜检中发现点状出血,或者脑皮质和脑膜发生轻度水肿,故通常认为本病引起的脑功能障碍,是短暂的、可恢复的。

祖国医学对头部损伤早有记载。钱秀昌的《伤科补要·卷二》中记有"颠顶骨伤"。曰:"如外皮未破,而骨已碎,内膜已穿,血向内流,声哑不语,面青唇黑者不治。或顶骨塌陷,惊动脑髓,七窍出血,身挺僵厥,昏闷全无知觉者不治。或骨碎髓出不治。或皮开肉绽,血流不止者可治。"唐·王焘《外台秘要》引晋·葛洪《肘后救急方》:"破脑出血而不能言语,戴眼直视,咽中沸声,口急唾出,两手妄举,亦皆死候,不可疗。若脑出而无诸候者,可疗。"说明祖国医学对头部损伤证候、程度、预后都有正确的描述与估价。

(一) 诊断要点

(1) 头部确曾遭受暴力打击史。

(2) 有短暂的意识丧失,一般程度较轻,历时较短,不超过半小时。

(3) 有明显的近事遗忘症,即不能记忆受伤当时及受伤前后的事情,然而对过去的经历则能清楚地回忆。

(4) 清醒后常诉有头痛头晕、恶心呕吐、夜寐不安等症状。

(5) 神经系统检查无异常发现。

(二) 手法治疗

颈椎棘突偏歪纠正法　　笔者通过长期临床实践,发现有些脑震荡及其后遗症患者,尽管详细地进行辨证施治,但始终见效不显。追问其病情,多诉有颈项牵掣不舒感;仔细检查其颈椎,常发现某一棘突有偏歪。此时若运用手法予以纠正,则症状很快改善。其机理,既往仅凭经验而难以理解,读了《广州医药》1982年第一期而深有启发。湖北省颈脊反射学教研组,自1978年以来对脑震荡及其后遗症患者进行了系统的观察与研究,发现该病并非是通常认为的纯属于功能性的,而是在颈椎上有它的特殊反射规律——固定位置的颈椎错位。

究其发生原因,一是头部损伤的同时因力的传导而引起错位。报道运用手法治疗58例,术后其所表现的一系列症状大多随之减轻或消失。

(三)中药应用

根据辨证论治用药,能提高疗效。损伤早期,头痛头晕、泛泛欲呕者,宜用柴胡细辛汤(附方26)、川芎钩藤汤(附方27)或温胆汤(附方22)加左金丸、参三七、石菖蒲、琥珀、白蒺藜、生石决明等。头部青紫肿胀较明显者,宜防风芎归汤(附方28);头痛头晕、烦躁不安者,宜琥珀安神汤(附方29)。对后遗症的治疗,若辩证为心脾两虚者,宜归脾汤(附方30);中气不足者,宜补中益气汤(附方31);肝肾阴虚者,宜杞菊地黄汤(附方23);心肾交失者,加味交泰汤(附方32)主之;伤后瘀阻络脉,不通则痛者,宜通窍活血汤(附方33);脑外伤综合征后期,如见有精神抑郁,夜寐不安,健忘多梦,舌红脉数等证候者,宜选用加味甘麦大枣汤(附方34)。

(四)典型病例

例1 郑某,男,51岁。2012年8月10日初诊。
主诉:于一天前不慎从约3米高的阁楼上摔下,当时神志昏迷达10分钟许,嗣后即感头痛头晕,泛泛欲恶,胃纳大减。神经外科检查确诊为脑外伤综合征。经住院用细胞色素C、维生素B$_6$、谷维素等治疗约2周,恶心及胃纳虽有一定程度改善,但头痛头晕未见减轻。后转入伤科病房要求中药治疗。检查:神志清楚,对答切题,瞳孔等大,对光反应存在,苔薄黄腻,脉象弦滑。触诊发现其第二颈椎棘突偏右。先后予以手法治疗2次,内服温胆汤(附方22)加味。1周后上述症状基本消失出院。

例2 林某,男,38岁。2013年6月11日初诊。
主诉:4个月前头部被砖块击伤,当时昏迷片刻,并有呕吐2次。有头痛头晕,颈项牵掣不舒,夜寐欠安,胃纳尚佳,苔薄质红,脉象弦细。检查:第五颈椎触诊发现棘突偏右。拟诊为脑外伤后综合征。予以每周进行棘突偏歪纠正法1次,内服杞菊地黄汤(附方23)加白蒺藜、钩藤、琥珀粉、生石决明等。3周后随访,诸症消失,恢复工作。

(五)体会

手法仅适用于颈椎某一棘突有偏歪者。每3～4天进行1次,一般通过3～4次操作即有效果。对刚受伤后恶心呕吐严重,难以进食者,用10%葡萄糖1 000 mL、维生素B$_6$ 100 mL和细胞色素C 15 mg混合,进行静脉滴注,对改善脑组织的缺氧状态、补充体液等有较大帮助。

针灸对脑震荡及其后遗症的治疗效果比较好。一般此症均有头痛、头晕、食欲缺乏、夜寐不安等症状,可取风府、风池、百会、合谷、印堂等穴位针之。失眠者可加神门、三阴交;食欲缺乏者,应加足三里、中脘等穴,有一定帮助。

　　此外，靳瑞教授的晕痛针（四神针、太阳、印堂）效果也较好。其中所谓四神针，是指以百会穴为中心，前后左右各旁开1.5寸是也。头部由于部位特殊，通常均有头发覆盖，因此严格消毒是必要的。

　　本病应与下述损伤严格鉴别，必要时应作头颅CT检查和请脑外科医师会诊，否则后果不堪设想。

　　1.脑挫伤　　头部遭受暴力打击后，造成脑组织的实质性损害时，称为脑挫伤。特征如下。

　　（1）外伤史。

　　（2）昏迷时间超过半小时。

　　（3）脑膜刺激征阳性。因脑挫伤常伴有蛛网膜下腔出血，血液混杂于脑脊液内，可引起脑膜刺激征。①布鲁金斯基征：患者仰卧，屈曲其颈部使下颏与胸部接近，此时若患者之膝、髋关节均反射性地屈曲，即为布氏征阳性（图5-1）。②凯尔尼格征：患者仰卧，屈髋屈膝90°，然后将膝关节被动伸直。若克氏征阳性，则感觉疼痛并且伸展亦受限制（图5-2）。

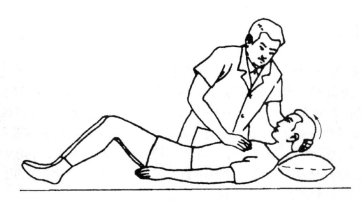

图5-1　布鲁津斯基征

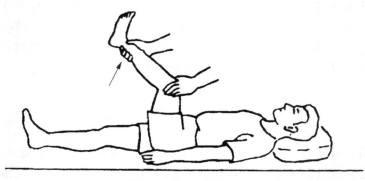

图5-2　凯尔尼格征

　　（4）腰椎穿刺时若发现脑脊液带有血性，则诊断更加肯定。

　　2.脑干损伤　　指中脑、脑桥及延髓等的损伤。特征如下。

　　（1）受伤后意识不清，并且持续时间较长，轻者数周，重者数年，甚至终身陷于昏迷状态之中。

（2）去大脑强直状态。典型的发作是四肢伸肌肌力增高,颈项后仰,呈角弓反张状。轻者阵阵发作,重者持续性强直。受到外界刺激,如压眼眶或针刺皮肤等,均可诱发（图5-3）。

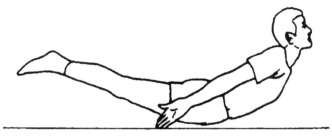

图5-3 去大脑强直状态

（3）病理反射阳性。

1）巴宾斯基（Babinski's）征。用钝尖物由后向前轻划足底外缘,如出现拇趾背伸,其余四趾跖屈并呈扇形分开,则称为巴宾斯基征阳性（图5-4）。

2）奥本海姆（Oppenheim's）征。用拇指紧压胫骨内缘并往下滑动,阳性时拇趾背伸（图5-5）。

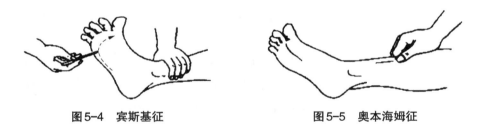

图5-4 宾斯基征　　　　　　　图5-5 奥本海姆征

3）戈登（Gordon's）征。握捏小腿腓肠肌肌腹,阳性时拇趾背屈（图5-6）。

4）布鲁津斯基征阳性。

5）凯尔尼格征阳性。

6）踝阵挛。检查者一手抬起患者小腿,另一手握住足尖,使踝关节骤然背屈并保持一定的推力,阳性时,踝关节呈节律性抖动（图5-7）。

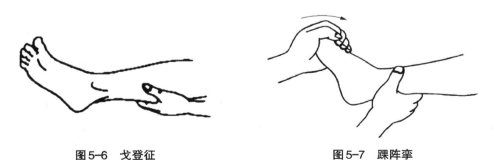

图5-6 戈登征　　　　　　　图5-7 踝阵挛

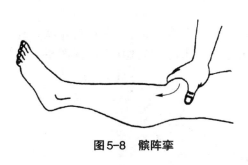

图5-8 髌阵挛

7) 髌阵挛。患者下肢伸直,检查者用虎口部撬住髌骨上缘,骤然下推并继续保持一定之推力,可见髌骨呈节律性跳动(图5-8)。

3. 颅内血肿

(1) 主要表现为意识上有昏迷——清醒或好转——再昏迷的过程。

(2) 单侧瞳孔进行性扩大。头部受伤后如出现单侧瞳孔进行性扩大,对光反应消失,则表示瞳孔扩大侧的颅内有血肿存在,形成颞叶疝压迫同侧动眼神经所致。这一体征,对颅内血肿的诊断、定位乃至处理均具有重大意义。

(3) 对侧肢体的不完全性瘫痪以及出现病理反射。

(4) 血压升高等。

4. 颅底骨折　　多由于从高处跌下,冲击力过剧而引起。诊断主要依据临床表现,X线摄片的价值很小。如见有血液或清水样之脑脊液自耳道或鼻孔流出,应立即考虑有颅底骨折存在之可能。前颅窝骨折时,表现为眼结合膜下出血、鼻孔出血或流出清水样之脑脊液;中颅窝骨折时,则耳道出血或流出脑脊液,有时同侧面神经瘫痪;后颅窝骨折时,则有咽喉壁出血,乳突周围皮下可见瘀斑。

二、胸肋外伤性损伤的摄片复查及临床意义

胸肋损伤是骨伤科最常见的外伤性疾病。给予摄片检查时最常规、有效的诊断办法。胸壁软组织丰厚,伤后瘀血阻滞、积聚,不少患者摄片结果与临床病情不符,部分出现漏诊,首次摄片不易确诊,所以摄片复查成为观察病情变化及疗效的有效方法。

(一) 检查摄片条件

(1) 胸肋后前位,20 mAs,80 kV,焦片距180 cm。

(2) 胸肋斜切线位,36 mAs,92 kV,焦片距180 cm。

(3) 膈下肋骨前后、斜切线位,48 mAs,70 kV,焦片距100 cm。

(二) 相关临床研究

笔者对81例胸肋外伤患者进行摄片检查。结果发现:胸肋外伤最常用的摄片诊断单纯性胸肋骨折,多处胸肋骨折及气胸、血胸、肺挫伤等。81例摄片诊断为骨折,多处骨折为多数,首诊摄片未显示骨折13例,患者咳嗽引发胸部疼痛、转侧体位胸部疼痛加重,局部压痛(＋),胸廓挤压试验(＋),对这些患者在5天后摄片复查分别为一处、二处骨折6例,在第三次摄片复查分别可见一处、二处骨折5例,三处骨折1例。首次摄片骨折第5天复查摄片增加1条胸肋骨折6例,第10天复查增加2条骨折4例。伴有气胸4例,血胸4例,血气胸2例,

伴有肺挫伤2例。胸肋损伤最常见于直接暴力,多数为局部性骨折,间接性暴力多见多处骨折,直接暴力所致54例,间接暴力所致22例,其他原因(咳嗽、打喷嚏、屏气伤)引起5例。

(三) 摄片表现与胸部损伤情况及预后

胸部损伤除临床表现相一致外,与摄片表现一般都一致。摄片对胸肋骨折提示是有效地,尤其是移位性骨折。因此对胸肋骨折的诊断预后评估,特别是伤残、事故、殴打等鉴定具有重要意义。根据本组资料提示,局部疼痛,且有局部压痛,胸廓挤压痛阳性,有移位性骨折或骨折线明显,除去技术病因,摄片确诊率较高。

(四) 摄片复查时的选择及临床意义

本组资料显示,13例患者在摄片检查中并不能立刻显示,而要在5天或10天摄片复查才能发现骨折线,有的复查逐渐出现多处骨折。因此临床医师不能因初次摄片未显示骨折而放松警惕,应密切注意翻身、咳嗽、持重物及定期摄片检查。本组81例分析结果认为,根据病情发现变化,随着时间的推移,瘀血被吸收,骨折端骨痂生长(模糊),逐渐确诊;即使摄片检查阴性,检查体征有局部压痛、胸廓挤压试验阳性者,也要根据临床表现及时定期做摄片复查。伤后5~10天复查具有重要意义,而外伤10天后发现新的骨折线很少,必要时可CT复查。

三、加味八珍汤治疗老年髋部骨折术后失血性贫血

近年来,老年髋部骨折患者人数增加,有研究认为早期的手术治疗可以预防因长期卧床导致的并发症,降低病死率和致残率,因此手术势在必行。老年髋部骨折引起失血性贫血很常见,手术创伤又会引起血液进一步丢失,加重失血性贫血,现代医学纠正贫血以输血为主,但也面临了血源紧张和疾病传播等问题。中医药治疗气血亏虚有其独到之处。研究表明,八珍汤可明显缓解出血患者气血亏虚症状,促进血红蛋白含量上升,相关实验研究也予以佐证。

(一) 纳入标准

(1) 行单侧髋部骨折手术的患者。

(2) 年龄≥65岁,性别不限。

(3) 术后男性: 70 g/L≤血红蛋白<120 g/L、红细胞计数<$4.5×10^{12}$/L、红细胞比容<0.42;女性: 70 g/L≤血红蛋白<110 g/L、红细胞计数<$4.0×10^{12}$/L、红细胞比容<0.37。

(4) 出现神疲乏力、气短懒言、面色淡白或萎黄、头晕目眩、唇甲色淡、心悸失眠、舌淡脉弱等症状体征,中医辨证属气血两虚证

排除髋部病理性骨折或感染者;合并严重糖尿病、心血管疾病、肝肾功能不全者;有凝

血功能障碍等不能接受用药的患者；有长期类固醇或抗凝药物治疗史；有酒精、药物过敏史；有严重精神疾病，语言交流困难者；资料不全影响结果判定者。

（二）治疗方法

1. 治疗组　　服用加味八珍汤（即《瑞竹堂经验方》的八珍汤加阿胶、黄芪、紫河车）。处方：当归10 g，党参15 g，黄芪50 g，川芎8 g，熟地黄15 g，茯苓10 g，白术12 g，白芍12 g，阿胶（烊化）20 g，甘草6 g，紫河车10 g。每天1剂，水煎2次，取药液300 mL，分2次服。

2. 对照组　　服用多糖铁复合物胶囊，每次0.3 g，每天1次。

两组患者均于术后第1天开始服药，连续服用10天。

（三）疗效观察

（1）观察患者术后第1、4、7、10天贫血主要症状（包括神疲乏力、头晕目眩）及体征（包括面色唇甲、舌苔、脉象）积分值变化情况。

（2）症状按无、轻、重分别记0、2、4分。

（3）面色唇甲，按红润、淡白、苍白，舌苔，按舌淡红苔薄、舌淡白苔薄白、舌苍白苔薄白，脉象按平和、弱、细弱，分别记0、2、4分。

（4）术后第1、4、7、10天分别进行血常规检测1次，观察RBC、Hb、HCT值的变化。

（四）相关临床研究

笔者临床运用加味八珍汤治疗老年髋部骨折术后失血性贫血患者30例。结果显示：加味八珍汤对患者贫血症状、体征的改善程度优于力蜚能。

贫血是指外周血中血红蛋白浓度、红细胞计数和（或）血细胞比容低于同年龄或同性别正常人的最低值，其中以血红蛋白浓度低于正常值最为重要。通常因创伤引起贫血时，临床常以输血来纠正，或用其他方法来帮助恢复。成年人全身含铁3～5 g，其中70%～80%的铁存在于血红蛋白内，铁离子是血红蛋白合成不可缺少的物质，失血可导致铁的大量丢失。血量要增加20%，需要动用200～400 mg的铁，因此补铁对治疗失血性贫血有一定疗效。

中医认为，创伤导致骨折筋伤使气血失其常道，血溢脉外，加之手术伤损，血脉受损，血液流失，而气随血脱，故致气血两虚，且老年患者年老体虚，气血不足。我们根据中医理论"虚则补之"的原则，拟以补气益血为治法，选用八珍汤加黄芪、阿胶、紫河车。方中党参、熟地黄相配伍，甘温益气补血；当归协熟地黄补益阴血，白术助党参益气补脾；白芍养血滋阴，川芎行气活血，使补而不滞；茯苓渗湿健脾；炙甘草补中益气。《名医方论》中说："有形之血不能自生，生于无形之气故也"，故重用黄芪以大补脾肺之气，以益生血之源。《黄帝内经》所言"形不足者，温之以气；精不足者，补之以味"，血肉有情之品与有形之精血有"声气相应"之优点，故加用阿胶、紫河车等血肉有情之品，补益气血有事半功倍的作用。诸药合用，共彰气血双补之功。

本研究发现,老年髋部骨折术患者术后4天,红细胞计数、血红蛋白、血小板计数不升反而出现下降趋势,可能与本观察病例术后继续失血有关,可见术后1～4天为贫血较重阶段。加味八珍汤治疗可明显改善老年髋部骨折术后患者失血性贫血的症状体征,升高红细胞计数、血红蛋白、血小板计数值,值得临床推广。进一步的研究将从本方的作用机制和剂型入手,使临床应用更加方便、合理。

四、胸壁宿伤的辨证分型与手法治疗

胸部陈伤指伤后未及时治疗或治疗不彻底,瘀血散而未尽,气滞而不流,形成陈伤(或称宿伤)。多见虚证,患者有损伤史,胸胁隐隐作痛,经久不愈,时轻时重,每因劳累、体衰、风寒外袭而诱发。外无明显肿胀及固定压痛,苔薄白,脉多细涩。笔者查阅了有关文献资料,发现对胸壁宿伤(胸肋陈伤)的论述极少。在临床实践中将本病按不同的症状及体征分型,并采取不同的治疗方法。

(一)辨证论治

1. 胸肋软骨伤、气血瘀阻型

(1)临床表现:胸肋疼痛,痛处不移,局部略肿或有隆起,甚则拘屈难仰,转侧则痛。沿肋骨可触及伤处隆起,甚则是呈半球状,舌暗,苔薄白,脉涩。

(2)治则方药治则:活血化积,舒筋活络。处方:桃仁10 g,赤芍10 g,白芍10 g,地鳖虫4 g,三棱6 g,莪术6 g,伸筋草12 g,丝瓜络6 g,地龙12 g,炒白芥子10 g,半夏10 g,枳壳8 g。

(3)手法与外敷药:对肋骨隆起处施行揉法、按法、顺法;外敷活血散窟消肿药(炙乳香、炙没药各15 g,炒白芥子10 g,胆南星6 g。将3味药捣末,用凉开水调栩外敷后,加压力垫用,胶布固定,隔天更换1次)。

2. 络脉损伤、气血失养型

(1)临床表现:肋骨上缘或下缘固定作痛,局部压痛,无明显肿胀,肋骨上可扪及上下移动的索条状物,甚则拘屈难仰、转侧作痛,被手指按压归纳后痛减或消失,随索条状物再现而痛又显。舌嫩,苔薄白,脉细。

(2)治则方药治则:疏肝理气,养血舒筋。处方:柴胡6 g,水半夏10 g,香附8 g,地龙10 g,炙黄芪20 g,熟地黄10 g,川续断12 g,桑寄生15 g,枳壳8 g,炒白芥子10 g,木瓜6 g。

(3)手法与外敷药:沿肋骨上下的索条状物施行揉法、拿法、顺法,待索条状物消失后,再外效活血散结续筋药(炙乳香、炙没药各15 g,炒白芥子10 g,骨碎补10 g。研末用凉开水调糊状外敷,加圆柱状压力垫胶布固定,隔天换药1次)。

3. 胸肋血肿机化、瘀血聚结型

(1)临床表现:胸部疼痛如刺,局部略肿,或可扪及较大的肿块.其硬度与时间有关,随天气转阴作痛、劳累后加重。舌暗,苔薄白,脉涩。

(2)治则方药治则:活血攻瘀,理气止痛。处方:桃仁10 g,三棱6 g,莪术6 g,枳壳8 g,

红花6 g,地鳖虫4 g,丹皮10 g,三七3 g,盐肤木20 g,生甘草6 g。

（3）手法与外敷法：对肿胀处施行揉法、拿法、顺法,但不能使患者痛苦,肿胀略有扩散或松解感,再外敷以活血散瘀、消肿止痛（炙乳香、炙没药各15 g,炒白芥子10 g,研末用凉开水调糊状外敷,加长方型压力垫包扎,隔天更换1次）。

（二）临床验证

1.一般资料　　92例为1998年12月至2003年12月收治,男52例,女40例,年龄16～72岁;左侧38例,右侧54例;受伤原因：直接伤46例,滑倒伤20例,坠跌伤15例,挤压伤8例,拉伤3例。

2.治疗结果　　92例中,辨证属胸肋软骨伤、气血瘀型30例,治疗5周内,胸肋疼痛、局部略肿或隆起状消失为治愈,计25例;胸肋局部略肿或隆起为好转,计3例;症状、体征无改善为无效,计2例。脉络损伤、气血失养型32例,治疗3周内,胸部扪及肋间上下移动索条状、转侧痛消失为治愈,计30例;胸肋上下移动索条状为好转,计2例。胸肋血肿机化、淤血聚结型30例,治疗3周内,胸部刺痛略肿或肿块消失为治愈,计28例;胸部刺痛略肿或肿块有明显缩小为好转,计2例。92例共治愈83例,好转7例,无效2例。治愈率90.2%,有效率97.8%。

（三）讨论

胸廓是脏腑之外卫,胸为肺之分野,肝经之脉由下而布循胁肋。伤自外犯,胸肋经脉受损。离经之血阻塞络道,瘀滞于肌肤腠理,倘失治或治之不当,则表现血滞,或淤结,或肋骨受损,或络脉损伤,日久气血运行不利,《理伤续断方》曰：“凡肿是血伤”;《正体类要》曰：“肢体损于外,则气血伤于内,营卫有所不贯,脏腑会由之不和”;《医宗金鉴·心法》曰：“手摸之,自悉其情”,“摸者用手细摸其所伤处,或骨硬……筋走”;《素问·上古天真论》云：“肝气衰,筋不能动”;《灵枢·经脉第十》曰：“脉弗荣则筋急”;对胸肋软骨伤、气血瘀阻型,治以活血攻瘀,通筋舒络;对络脉损伤、气血失养型,治以疏肝理气,养血舒筋,对软组织血肿机化,瘀血阻滞型,治以活血理气,祛瘀止痛。同时,结合手法“坚者削之,结者散之,虚者补之”（《素问·至真要大论》）。如此内外兼治,活血散瘀、消肿止痛,达到减轻或消除肌肉痉挛、舒通络脉、剥离粘连、归筋复位的目的。

临证时,由于患者有寒热虚实之不同,男女老少、素质强弱有别,有孕妇、产后之特殊,气候、区域之变化,在治疗上还要结合实际辨证施治,适当增减药物。

第六章 骨 病

一、先天性马蹄内翻足

先天性马蹄内翻足,是较为常见的一种足部畸形。其病因尚无一致认识。可能由于胎儿足部在母体内的位置异常,再加上子宫内机械性压力或水压力的增加,迫使足部塑形。如早期不及时手法矫治,随着年龄的增长,常会导致一定程度的病残。

(一)诊断要点

(1)患足呈下垂、内翻和内收畸形(图6-1)。

(2)一般出生后即可发现,以双侧性者较多见,男孩略多于女孩。

(3)如用手按压其足背外侧,仍可感到它有外翻与背伸的力量,脊髓灰质炎所致的马蹄内翻足,则多属于弛缓性麻痹而无上述力量。结合有关病史及体征,鉴别诊断一般并无多大困难。

(二)手法治疗

术者一手固定踝关节稍上方,另一手握住足部近跖趾关节处,逐渐将足外展、外翻和背伸(图6-2)。每天1～2次,每次操作5～10下。以1个月为1个疗程,经1～2个疗程即可获效。

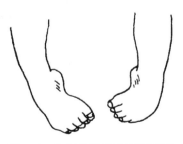

图6-1 先天性马蹄内翻足畸形

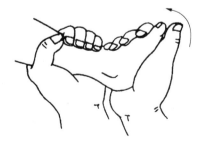

图6-2 外翻背屈法

(三)中药应用

在手法治疗的同时,应每天以四肢洗方煎汤(附方1)熏洗局部,对解除软组织痉挛和松解粘连有辅助作用。凡畸形较明显者,先热敷1～2周,再施以手法矫正,效果更为理想。

（四）典型病例

例1　　王某,男,出生后2周。2012年9月25日初诊。

家属代诉:发现婴儿出生后即有左足畸形,要求诊治。检查:其左踝部呈下垂、内翻和内收畸形,用针轻刺其双下肢皮肤均有痛觉反应。拟诊为左先天性马蹄内翻足。隔日进行外翻背伸法1次,同时用四肢洗方(附方1)煎汤熏洗。10天后复查,畸形有一定程度纠正。乃教会其家长手法操作技术,嘱其每天进行1～2次。1个月后随访,畸形基本消失。3年后随访,左踝关节形态正常,两下肢肌力均等。

例2　　陈某,女,2岁。2013年11月20日初诊。

家属代诉:出生后即发现患儿左足有畸形,历经针灸、中西药物对症治疗均未见效。检查:左踝关节呈轻度下垂、内收和内翻畸形,跟腱挛缩,皮肤感觉正常,左下肢肌肉无萎缩,用针尖轻刺其足底偏外侧时,则有外翻和背伸的动作反应。拟诊为左先天性马蹄内翻足。嘱其每天2次用四肢洗方(附方1)煎汤熏洗踝部,每周来门诊进行手法治疗2次。1个月后复查,畸形及跟腱挛缩现象有较明显改善,被动活动时踝关节已能背伸至90°,即予以外翻背伸位小腿石膏固定1个月。2个月后随访,畸形基本纠正。

（五）体会

临床实践表明,运用伤科手法治疗先天性马蹄内翻足,具有较好疗效。但注意动作须轻柔适度,忌用暴力强行扳正,以免损伤骨骼。

手法治疗本病,其疗效与以下两种因素有关。

1. 年龄　　新生儿足部软组织比较柔软,骨形尚未改变,如手法运用得当,即可矫正。文献称,2岁以内小儿可用手法矫正,超过者须考虑手术治疗。作者曾治4岁小儿1例获得成功,这说明只要能熟练地掌握手法,持之以恒,是可以打破传统治疗年龄界限的。

2. 畸形程度　　严重畸形的病例,手法不一定有效。如经1～2个疗程仍无效者,应建议手术处理,以免贻误病情。

小儿骨骼在生长过程中,有较大的可塑性,软组织亦如此。通过手法治疗,可使足内侧、跖侧的一切挛缩软组织及后关节囊逐渐获得松解,跟腱逐渐延长,使足部的内、外侧软组织力量渐趋于平衡,从而纠正了马蹄内翻畸形。

中国中医药报2008年11月17日报道,湘潭市中医院成立全国小儿先天性马蹄内翻足治疗中心。他们治疗患儿4 000余例,有效率为100%,优良率为94%。该院1996年被国家科委评为"九五"期间国家级科研成果。充分说明,运用中医伤科手法为主,治疗本病,其疗效是确切的。

这两年,在媒体上经常出现关于连体婴儿、四条腿婴儿及各种怪异缺失婴儿的报道。畸形婴儿越来越多的原因主要有以下几点。

1. 畸形婴儿父母多接触过污染物　　曾有一名记者跟踪调查这些畸形婴儿父母怀孕前

后的工作和生活环境,发现一畸形男婴的父母在怀孕前忙着装修房屋和打制全套家具,在搬入新居后才生下了孩子。该男婴母亲回忆道,刚搬入新居时,经常被新家具熏得流泪、气闷、头晕、四肢无力。还有一位无肛门男婴的母亲,则做过化工产品的销售人员。每天守着这些化工产品长达十几个小时。一对连体婴儿,他们的母亲在孕前和孕期曾做过长时间的皮革生意,长时间接触皮革制品。一名生下一个四条腿、三支胳膊的男婴的母亲在其怀孕前后曾在一家服装厂做工,曾接触过大量天拿水,一直到怀孕四五个月后才离开工作岗位。

2. 畸形是基因变异引起的　　有专家认为出现畸形儿的原因主要是基因变异引起的,引起基因变异的原因多方面的。如孕妇在妊娠期间(尤其是早期)胚胎受到外界的物理(射线、高温、寒冷、机械力等)、化学(毒物、毒气和某些药物)、生物(病毒)以及其他因素的刺激和影响,致使胎儿发育异常出现畸形。近年来发现的一些畸形婴儿的母亲许多都接触过化学污染,例如,有的在鞋厂、服装厂工作,没有采取很好的劳动保护措施;有的在家里种田,时常把田间的化肥、农药放在卧室或餐厅里;有的家里用各种有辐射的装修材料,这些都可能是婴儿致畸的原因。

3. 发现连体畸形应做引产手术　　连体婴儿其实是一个质量低下的生命。这样的生命即使最后成功进行了分体手术,它们的生存质量和未来所要面对的种种心理、社会、家庭问题与困难也是可想而知的。

常规的产前检查,像B超或是羊水检查,在孕妇怀孕20周左右时酒可以发现胎儿有无重大器官缺失或是肢体缺少。如果发现重大畸形,医生应及时通知孕妇和家属,并建议他们尽早进行终止怀孕的手术。

专家认为,优生优育应做到计划妊娠,即选择妊娠。年轻夫妇在妊娠前要把身体状态调整到最好,至少要准备3个月,或者半年。较好的生理与心理状况可以避免妊娠时的一些不良因素影响胎儿的发育。一定要在医生指导下服药,自己不要随意买处方药,微量元素也不能自己乱补。另外,产前检查和保健可以筛查出畸形胎儿。

二、强直性脊柱炎中西医结合病因病机研究进展

强直性脊柱炎(Ankylosing Spondylitis, AS)是以中轴关节慢性炎症为主的全身性、免疫炎症性、致残性的慢性进展性风湿性疾病。主要侵犯骶髂关节、脊柱骨突、脊柱旁软组织及外周关节,并可伴发关节外表现。严重者可发生脊柱畸形和关节强直。临床表现主要为腰背疼痛、髋骶关节疼痛、脊柱僵硬、骶髂关节活动受限及外周关节症状。其主要为椎间盘纤维环和纤维环附近结缔组织的骨化,椎间关节和四肢关节滑膜的炎症和增生。有研究资料表明,本病多发于10～45岁的青少年,男女之比约为5∶1,与种族、地域分布有关,其患病率在我国为0.3%～0.4%,国外白种人患病率高达10%,它是造成残疾的重要原因之一。严重影响着患者的生活质量,也带来了众多社会问题。祖国医学早在两千年前就对本病有所认识,并将其列入"痹证"的范畴,在古典医籍中有关"肾痹""骨痹""大偻""历节风""龟背风""腰痛"等的记载与现代的AS有颇多相似之处,这对后世医家探讨本病的病因病机及治疗提供了非常重要的指导意义。

(一) AS 的中医病因

先天不足,肾虚为本,肾虚督空,筋骨失养:肾虚是 AS 最根本的原因。肾主骨生髓,骨的生长发育又赖于骨髓的滋养及充盈。肾精不足,髓不得充,骨失所养,肾虚及肝,肝失所养,筋失濡润,导致筋脉不柔,皮肉不坚。督脉为人身阳气之海,总督一身之阳。督脉寒凝,一身阳气受阻,背为阳,故腰背冷痛,得温则舒。督脉为阳脉之海,总督一身阳经之阳气;而肾主一身之阳气,为身体阳气之根,肾与督脉一损俱损,一荣俱荣。

风寒湿邪为患,重在寒湿:肾督阳虚是本病的内因,寒邪入侵是外因,内外合邪,阳气不化,寒邪内盛,影响筋骨荣养而致脊柱伛偻。《黄帝内经》中提出风寒湿邪三气杂至合而为痹论,并指出三气在发病中轻重各不相同,后世医家认为寒湿是引起本病的主要外部因素。

(二) AS 的中医病机

肾虚督寒、寒湿痹阻、痰浊阻络、瘀血阻络、痰瘀互结、湿热浸淫是基本病机:先天禀赋不足,肾虚督寒,在本病的发生发展中起着重要作用。先天不足,肾阳亏虚,失于温煦,气血运行无力,日久则经络之气不畅;肾虚精亏,髓窍空虚,又易招致外邪入侵,种种皆导致了 AS 的发生和进展。

痰浊为有形的病理产物,它既可阻滞气机,影响脏腑气机升降,又可流注经络、阻碍气血运行。许多学者认为患者体内气血津液运行失常,痰浊内生,流经骨节筋脉,阻滞气血流通而不通则痛。痰浊内阻,削伐正气,使肾督更加亏虚。寒湿是主要病理因素,痰瘀湿热加重病情进展。湿性黏滞,寒性凝滞,风寒与湿邪相合,侵犯腰脊,致使经脉闭阻,不通则痛,故腰痛,难以俯仰。寒湿久恋,两邪相搏,更使病情缠绵难愈,致使病程漫长,治疗困难。同时风寒湿邪郁久伤正,寒湿胶合,饮湿积聚为痰浊,寒湿阻碍气血运行,又可导致气血运行无力,经络之气不畅而出现瘀血内停,瘀血阻滞经脉,经络痹阻,骨节壅滞则屈伸不利、僵直弯曲而成本病。在 AS 中期可出现风寒湿邪郁而化热,耗气伤阴,湿热伤阴,阴液亏虚毒邪未除,湿热伤阴,阴液亏虚,内热复生。湿热损伤脾胃肝肾,正虚邪恋,虚实相兼,寒热错杂。风寒湿邪久郁不解,生湿化热成毒,痹着腰部,阻滞气血运行,形成湿热毒瘀互结。

本病病性属本虚标实、虚实夹杂 先天禀赋不足,肾虚督寒为本。风寒湿邪、湿热互结、痰瘀痹阻为标。肾虚是本病之基础,风、寒、湿、热、痰、瘀是 AS 发病的诱发及加重因素。肾虚督寒,卫外不固,风寒湿三邪乘虚而入,发为痹病。风寒湿成痹日久,气血津液运行不畅,产生痰瘀,日久加重脏腑亏虚,如此形成恶性循环,不断加重病情。另外,湿邪内生,湿郁而化热,湿热互结,或寒湿侵袭,日久郁久化热,寒湿或湿热阻滞气血的运行,瘀血痹阻经络、筋脉、骨节,综合而致本病。

(三) 现代中医医家对 AS 病因病机的认识

现代医家对 AS 展开深入研究,各自提出了更新的观点,对 AS 的病因病机进行了丰富和发展。焦树德将 AS 命名为"大偻",认为本病的内因肾督阳虚,外因寒邪入侵、内外合邪,阳气不化,开阖不得,寒邪内盛,影响筋骨的荣养濡泽,而致脊柱伛偻。张华东等认为一方面正气不足为 AS 的内因,外感风、寒、湿邪是外因;且痹证日久,耗伤气血,气血不足,肝肾亏虚,同时正虚于内,更易感伤外邪。朱良春将本病分为前期"肾痹型"和后期"骨痹型",前期为肾督亏虚,湿热痰瘀痹阻奇经督脉,后期为气血肾精亏损,督脉空虚,外邪深入经隧骨骱。陈纪藩教授认为先天肾气不足是关键,风寒湿邪是诱因。总的病机则为虚实错杂、寒热相兼。王瑞科等认为湿热毒邪痹阻经络,流注骨节是 AS 活动期的主要病机。张鸣鹤认为热毒蕴结是 AS 活动期的主要病机。黄仰模认为肝肾不足、气血虚衰是其内在因素,感受风寒湿热邪气是其外在因素。崔学增认为本病的病机早期以脾胃虚损为主要矛盾,日久脾、肝、肾亏虚,寒、湿、热、痰皆可由外而入或由内而生,而以湿、热为主。陆肇中认为由于肾虚,外感风寒湿邪,痰瘀痹阻,寒热相互搏结而致本病。黄国平等认为气血肝肾内虚是 AS 的内因和本质,风寒湿邪外袭是致痹的外因和表象,经络瘀阻是痹证发病机理。

(四)AS 的西医病因

1. **遗传因素** AS 是一种具高度遗传性的疾病。它具有明显的家族聚集倾向。有报道,AS 一级亲属患 AS 的危险性比一般人高出 20～40 倍,国内调查 AS 一级亲属患病率为24.4%,比正常人高出 120 倍。1973 年发现人类白细胞抗原 HLA-B27 与 AS 密切相关,研究证实 HLA-B27 直接参与了 AS 的发病,是 AS 的原发关联成分。HLA-B27 阳性健康者,亲属发生 AS 的概率远比 HLA-B27 阳性 AS 患者亲属低。有研究提出,HLA-B27 阳性与 AS 的臀部受累及成人起病相关。尚有报道,与 HLA-B27 抗原阴性患者相比,HLA-B27 抗原阳性患者的症状出现更早,患葡萄膜炎及髋关节受累的频率更高。目前 HLA-B27 与 AS 发生的相关性尚未明确,主要存在以下几种假说:① 连锁不平衡学说;② 免疫应答基因学说;③ 受体学说;④ 分子模拟学说;⑤ 关节源性肽假说;⑥ T 细胞受体库和超抗原假说;⑦ 自身转换假说;⑧ 未折叠蛋白应答假说。还有 HLA-B27 错误折叠学说、HLA-B27 异常形式在细胞表面的表达学说(包括 HLA-B27 异常形式的免疫识别、蛋白错误折叠及 ER 应激和炎性疾病)、分子模拟和关节源性肽学说。HLA-B27 的分布与 AS 关联。HLA-B27 等位基因频率在不同人种、不同地区的分布有很大区别。通过对患病受累同胞对共享 0 条单倍型的期望值与观察值的比较发现 HLA 区域对 AS 家族聚集性影响的 λS 为 3.2,表明 HLA 区域内存在 AS 易感基因位点。另外,有研究表明,存在 HLA-B27 以外的 HLA 相关基因。除了 HLA-B27 分子外,HLA-B60 是第一个被证实与 AS 有关的分子。HLA-B60 是次于 HLA-B27 的独立的 AS 易感基因。此外,与 AS 相关的基因还有 *HLA-DR* 基因、*LMP* 基因、*TAP* 基因、*MICA* 基因、IL-23R、*ERAP1* 基因、*KIR* 基因、B7-CREG 家族、热休克蛋白(HSP)、肿瘤坏死因子(TNF)基因等。

2. **免疫因素** 有学者报道,AS 患者存在多种抗体和细胞免疫改变,提示该病具有自身免性特征,属于自身免疫性疾病,抗原为体内隐蔽抗原或自身组织抗原性发生改变,变为免疫原。另外,补体系统活跃,补体不活动产物增加,HLA-B27 出现率明显增加,说明某些人群对某些感染作用物更易感受。临床上观察到 AS 患者多有迟发型超敏反应低下,AS 患者 90% 以上 HLA-B27 呈现阳性,血清中虽然缺乏抗自身变性 IgG 抗体(类风湿因子阴性),

但是活动期IgG、IgM,尤其是IgA水平经常增高,提示AS患者可能同时有细胞免疫功能低下和体液免疫功能活跃。赵驻军对81例AS患者进行T淋巴细胞亚群的检测发现,CD3和对照组比较显著降低,而CD4、CDS和CD4/CDS比值与对照组比较无统计学意义。Vey的研究发现AS患者EN4、CDs和CD4/eDs比值与正常人无明显差异。李强对165例AS患者进行观察研究,发现T淋巴细胞的亚群CD3、CD4和CD5阳性率均较对照组偏低,相差有显著性,提示细胞免疫功能低下。以上提示免疫机制参与AS发病。

(1)Th细胞:在AS患者病变的骨、关节及滑膜组织内出现大量炎性T细胞、单核-巨噬细胞浸润,引起进行性炎症,造成关节不可逆转的骨化强直。T细胞应答和Th1/Th2细胞因子、平衡的偏移在AS慢性炎症的发生发展中起重要作用。AS患者体内存在着Th1/Th2平衡的偏离,Th1激活程度低下,Th2激活程度增高。AS患者在多个层面存在细胞免疫功能紊乱。

(2)趋化因子:IP210属CXC趋化因子家族,主要由单核细胞成纤维细胞和内皮细胞在受干扰素2γ刺激后产生,在T细胞向炎症部位的迁移过程中发挥重要作用。

(3)IL:IL-8是由多种细胞产生的趋化性细胞因子,对中性粒细胞具有趋化作用,可引导中性粒细胞变性及脱颗粒,是中性粒细胞激活和迁移的重要调节因子及进入损伤组织的重要介质,在损伤病理过程中具有重要作用。许多细胞都可产生或被诱导产生IL-8,IL-8在活动期AS中存在高表达,可能是AS的一种重要的炎症介质,介导AS滑膜甚至其他受累组织炎症的发生和发展。另外有学者研究发现在IL-23R中的一个单个的非同源SNP与AS相关。进一步检测观察到该基因中的7个标签SNP与AS呈强关联。

(4)髓样细胞分化抗原:髓样细胞分化抗原是一种特异性表达于发育阶段的人髓样单核细胞系(包括分化晚期的单核/巨噬细胞与粒细胞)的核蛋白,它是一种转录因子。AS的免疫炎症性关节炎是髓样细胞分化抗原的表达在外周血单核细胞(PBMC)、滑液单个核细胞和关节滑膜组织中均明显增高,尤其在AS患者病变部位的关节液单个核细胞。

(5)瘦素:瘦素(Leptin)是一种由肥胖基因(*Ob*)编码的分泌型蛋白质,其结构与很多细胞因子相似,在生殖、造血免疫和其他神经内分泌系统均有一定作用。患者血清瘦素水平明显升高与IL-6和疾病活动度有关,提示瘦素和IL-6在AS的炎症反应中起作用,可能与单核细胞的活化有关。

(6)Ⅱ型胶原和蛋白聚糖:有研究认为软骨成分中的Ⅱ型胶原和蛋白聚糖可能是AS自身免疫反应的候选目标。虽然Ⅱ型胶原诱导的关节炎模型类似类风湿关节炎,但用蛋白聚糖免疫的动物模型却显出典型的AS特征。

(7)细胞趋化蛋白1:AS患者关节滑膜细胞单核细胞趋化蛋白1增高,是炎症发生和持续的重要原因。单核细胞趋化蛋白1在AS疾病过程中的表达的调控和意义至今未明。单核细胞趋化蛋白1在AS关节滑液单核细胞和关节滑膜细胞中呈高表达,提示单核细胞趋化蛋白1可能在AS患者的炎症细胞向关节的归巢以及关节局部的炎症反应中起重要作用。AS患者滑膜组织中的CD8染色体性细胞数量显著增加。

3.感染因素　　近年来有研究表明,AS的发病率可能与感染有关。AS患者易发生呼吸道、泌尿生殖道和胃肠道感染性疾病。AS患者有肠道或是泌尿生殖系细菌感染的病史。先后有报道,肺炎克雷伯菌、沙门菌、志贺菌、耶尔森菌、弯曲菌以及衣原体和支原体等与AS

存在关联。约60%以上的AS患者伴有肠道的亚临床炎症改变,而且血清IgA抗体水平明显升高,IgA血清浓度与C反应蛋白水平密切相关。推测HLA-B27分子因与细菌抗原片段存在分子水平的模拟而参与AS的发病。

4. 其他 内分泌、创伤、潮湿寒冷、代谢障碍和变态反应等亦被疑为发病因素。有人认为AS因内分泌失调和代谢障碍所致。AS的性别差异明显,男性患者远远多于女性,可能与内分泌有关。Gooren LJ等认为,AS的男性高发率、发病高峰年龄的年轻化。妊娠后疾病症状的引发和性激素对免疫功能的调节作用等现象提示雄激素在AS的发病机制中可能起一定程度的作用。有研究发现AS患者血清促黄体生成激素升高,雌二醇/睾酮比值倒置,睾酮减少,雌二醇轻度升高。以绒毛膜促性腺激素治疗后,雌二醇水平增加,雌二醇/睾酮比值转为正常,同时胸廓活动度、外周关节炎症状、腰痛、晨僵等得到显著改善,Schober试验和指地距的变化不明显。目前这种观点并未得到一致肯定,相反的意见也同时存在。最近有研究提示,内皮细胞和内皮素功能异常与AS病理有关,疾病活动度高的AS患者有内皮功能失调的体征和内皮损伤。AS疾病活动度高是动脉硬化早发、进展及发生动脉性高血压的重要因素之一。另外,AS患者有苯丙氨酸及酪氨酸的代谢障碍,结缔组织中糖代谢的磷酸化过程不正常,均说明与体内的代谢障碍及内分泌异常有关。另外,如创伤、甲状腺疾病、局部化脓感染、肺结核、铅中毒、上呼吸道感染、淋病、过敏、变态反应等亦被疑为发病因素,尚有待进一步证实。

(五) AS 发病机制

1. HLA-B27 与 AS 的相关机制 目前有多种学说解释HLA-B27与AS的相关性,包括:连锁不平衡学说、免疫应答基因学说、T细胞抗原受体学说、分子模拟学说、关节源性肽假说、HLA-B27修饰因子假说、CYS67模型、受体学说及热休克蛋白学说等。所有这些假说均有一定的理论和实验依据,但也存在局限性。

2. B27 以外的 HLA 相关基因与 AS 的相关性 近几年研究发现,除HLA-B27与AS强相关外,HLA Ⅰ类、Ⅱ类、Ⅲ类及非HLA区域均可能存在易感基因。目前认为相关的有 *HLA-B* 基因、B60\B40\B39; *HLA-DR* 基因; MHC Ⅱ类区域中的 *CMP* 和 *TAP* 基因; *MICA* 基因; HSP(热休克蛋白)和TNF(肿瘤坏死因子)等。除HLA-B27分子以外,HLA-B60是第一个被证实与AS有关的分子。Bromn等研究提示B60是次于B27的独立的AS易感基因。

3. 细菌感染与 AS 的相关机制 AS患者血清中抗肺炎克雷白杆菌的IgA抗体和脂多糖的IgA抗体水平升高,而抗克雷白杆菌抗体与AS患者的肠道损害是密切相关的。有关微生物与关节炎之间的相关性在由衣原体、沙门菌、志贺菌、耶尔森菌和弯曲菌等诱发的HLA-B27相关反应性关节炎中已得以证实。目前与AS有关主要还有两类感染:慢性泌尿生殖系统感染和肠道感染。慢性泌尿生殖系统感染一说迄今仍未分离出相关病原体。现国内外研究较多的是肠道细菌尤其是KP感染与AS的关系。其研究结果均提示肠道KP菌感染和AS发病的强相关性。

4. 自身免疫与 AS 的相关机制 近年来国内外均有报道提出AS患者存在多种抗体和

细胞免疫改变。提示该病具有在自身免疫性特征。AS患者存在免疫紊乱状态,临床上观察到AS患者多有迟发型超敏反应低下并有明显的B细胞系统活性提高,往往表现为体液免疫亢进和细胞免疫低下。有人发现60%的AS患者血清补体增高,大部分病例有IgA型类风湿因子、血清C4和IgA水平显著增高。血清中有循环免疫复合物(CIC),但抗原性质未确定,这些现象提示免疫机制参与AS发病。

5. 软骨细胞和成骨细胞　　AS是一种涉及中轴骨骼的炎性关节炎。在软骨及骨的病理,特别是新骨形成的过程中,越来越多的研究证明有相同的信号转导途径参与,这些转导途径包括骨形态发生蛋白(bone morpho-genetic protein, BMP)、Wingless-type like(WNT)、刺猬蛋白(hedgehog)、成纤维细胞生长因子(fibroblast growth factor)、缺口和甲状旁腺激素样肽信号。最近在动物模型研究中发现BMP和WNT途径在脊柱关节病的骨强直中的作用。BMP最初被认为是一种蛋白因子能在体内引起异位的软骨内骨化,是转化生长因子超家族的成员之一。就目前种种研究,有学者得出假说,BMP家族在脊柱关节病的早期起着重要的作用。而WNT无论在体内还是体外均可直接促进骨形成,但该信号对骨生成的作用机制似乎十分复杂。目前的证据表明,WNT在软骨内骨化中起着重要作用。

(六)病案

卓某,女,30岁,汉族,2014年6月2日初诊。

主诉:背部疼痛3年,伴下肢关节活动不利,加重1周。

现病史:患者3年前的7月份首次发现每次睡醒后出现背部疼痛,伴双手麻木感,夜间尤甚,持续2年,无咳嗽咳痰,无头晕头痛,无抽搐,无发热盗汗。未予重视,未经治疗。后于2013年来中医院就诊,化验HLA-B27阳性,考虑为强直性脊柱炎。予复方夏天无、益肾蠲痹丸等中成药后未见缓解。之后背部疼痛再次发作,伴双手麻木感,夜间尤甚,于当地门诊就诊,予止痛药(非甾体类抗炎药:塞来昔布0.2 g,每天两次)。2014年3月疼痛再次发作,下肢关节活动不利,行走不利,患者就诊于温州医科大学第一附属医院,确诊为强直性脊柱炎,予止痛药(非甾体类抗炎药:塞来昔布0.2 g每天两次)、抗风湿药物:柳氮磺吡啶片(柳氮磺吡啶0.25 g,每天三次,甲氨蝶呤7.5 mg,每周一次),患者提出欲备孕的请求,医生嘱咐若想怀孕需停西药几个月后才行。2014年6月2日来笔者处初诊。患者诉夜间背部疼痛,有僵硬感,双手麻木,行走不利,下肢关节活动不利,眼睛有烟熏感,流泪,无胸闷胸痛,无咳嗽咳痰,无头晕头痛,无抽搐,无发热盗汗。

查体:神志清,精神可,面色略黄,心肺腹体征阴性。腰椎前屈、侧屈、后伸方向运动受限。胸廓扩展范围小于2.5 cm。下肢等长,步行受限,四肢肌力正常,四肢肌张力正常。枕壁试验(+),胸廓实验(+),Schober试验(+),骨盆按压试验(+),4字试验(Patrick)(+)。背部局部有压痛,背部局部无红肿,皮色不变,皮感正常。

辅助检查:X线:Ⅲ级双侧骶髂关节炎。红细胞沉降率48 mm/h,C反应蛋白15 mg/L,血红蛋白80,HLA-B27(+)。

西医诊断为强直性脊柱炎,中医诊断为:腰痛(寒湿痹阻型)。

治疗:予中药独活寄生汤加减口服(独活10 g、桑寄生10 g、党参10 g、茯苓10 g、甘草

3 g、生地黄 10 g、白芍 6 g、川芎 10 g、秦艽 10 g、盐杜仲 10 g、牛膝 12 g、北沙参 10 g、麦冬 6 g、忍冬藤 10 g）、益肾蠲痹丸、刺五加胶囊、复方玄驹胶囊。患者提出欲备孕的请求，医者告之可行。嘱咐注意保暖，适度运动锻炼身体，嘱咐患者参考颈椎、腰椎保健按摩挂图进行保健按摩。建议定期复查。半月后复诊，患者面色红润，背部疼痛减轻，僵硬感减轻，手麻感减轻，行走疼痛减轻。不到 1 个月就怀孕了，且可正常哺乳。停中成药继续予独活寄生汤加减口服 2 月，诸症缓解。嘱其定期复查。2015 年 6 月半，顺产得一子。

（七）体会

AS是遗传因素占主导的多基因疾病，同时有免疫因素、感染因素、遗传因素等的参与，细胞因子与金属蛋白酶表达紊乱相关，其发病机制复杂。其病因与发病机制还在进一步探讨中。目前对HLA-B27的结构和功能有了详细的了解，尽管有证据表明HLA-B27与AS的发病机制存在有关性，但是对它的致病机制仍未明确。目前有多种学说解释HLA-B27与AS的相关性，其中主要包括分子模拟学说、致关节炎多肽学说、R27分子的游离重链对抗原的提呈及HLA-B27的非折叠蛋白反应理论等。所有这些假说均有一定的理论和实验依据，但所有这些假说均存在一定的局限性，至今都未能确定AS的免疫反应的靶抗原究竟是什么。另外，非HLA-B27类基因与AS发病相关性研究也有待突破，这不仅能帮助我们更好地理解B27如何参与AS发病，进一步拓展我们对HLA-Ⅰ类基因的生物学和功能的理解，而且可以增强我们对AS发病机制的理解，为有效治疗提供靶点。

近年来，尽管众多中医医家对AS的病因病机有了更深的认识，中医药治疗AS也取得了令人瞩目的进展，但仍存在一些有待提高和完善的问题：对AS的病因病机尚未形成统一规范的认识，其临床诊治也就缺乏统一的标准。我们需要进一步探索和研究AS的病因病机，并使其统一化、规范化，以便更好地指导临床诊治，更好地发挥中医药的优势，更好地为AS患者服务。

三、恶性骨肿瘤的早期征象

对骨肿瘤的认识，祖国医学在两千多年前就有记载，如《灵枢·痈疽》篇中提到："以手按之，坚有所结，得中骨气，因干骨，骨与气并，日以益大，则为石疽。"唐·孙思邈的《千金要方》中提出了骨肿瘤为七种肿瘤之一。隋·巢源方在《诸病源候论·石痈》中提到："石痈者……其肿结确实，至牢有根，皮核相亲"，"坚如石核者复大，色不变或作石痈，坚如石，不作脓……"，等等。祖国医学叙述了骨肿瘤的局部症状及性质，丰富了对骨肿瘤的历史认识。

同其他恶性肿瘤一样，骨关节处的恶性肿瘤在早期只有局部变化，但症状很轻微，不易引起人们的重视，致使病情恶化延误。如果骨关节局部有下列症状存在者，必须引起重视。

1. 疼痛　在轻微的外伤或无外伤情况下，骨关节处出现明显的疼痛，尤其是夜间为甚，或者疼痛加剧，且有进行性加重，用止痛药无效。在排除炎症的情况下，应怀疑有早期肿瘤存在的可能。

2. 肿块　骨关节局部出现梭形肿块，生长速度较快。肿块与邻近组织相比，皮温升高,质地较硬,边界不甚清楚,且有压痛,肿瘤表面不平整。这时应当及早拍片,已明确诊断。

3. 皮肤征象　　皮肤色泽有明显变化,原来光滑的肌肤突然出现静脉怒张。

以上症状均为恶性骨瘤的危险体征,具备了其中的一条,就应到医院做进一步的检查。

四、乳腺癌骨转移

王某,今年40岁,最近这段时间老是觉得腰部酸痛。刚开始以为是生完"二胎"后,月子没坐好落下的毛病。起先没在意,贴膏药,服中药,没见好转,反而越来越痛。于是去医院一查,拍片子发现怀疑腰椎有问题,考虑肿瘤的转移,但不知道肿瘤来源于哪里。这下王女士一下子就慌了,追问病史,王女士才告诉医生,2年前自己就摸到右侧乳房一个肿块,约黄豆般大小,当时不痛不痒,也没注意,再加上后来怀上二胎,就没重视了,现在肿块有花生米般大小。后来医生经过一系列的检查,王女士被确诊为乳腺癌,并伴发骨转移。现在王女士正在配合医生积极的治疗,病情稳定。

腰痛可能是生活中会提到的一个频率较高的词。医学上讲,腰痛是指下背部,腰骶一侧或者双侧的疼痛,它是一些疾病的症状或综合征。平时,大家出现腰痛时考虑最多的筋膜炎,腰肌,韧带劳损,椎间盘突出等骨伤科的疾病,可能会忽视了肿瘤引起的骨转移。许多恶性肿瘤都会发生骨转移,而对于广大的妇女来讲,乳腺癌排在女性恶性肿瘤发病率的第一位,女性的一辈子都有发生乳腺癌的风险,并且年龄越大,发生的概率越高。乳腺癌之所以让人"谈癌色变"是因为它的远处转移,也就是说在乳房里发生的肿瘤,它会通过人体的管道(淋巴管,血管)到达身体的其他部位,像种子一样在那里生根发芽,危害身体。乳腺癌容易发生远处转移的部位有骨、肺、肝脏、脑等部位。而骨是乳腺癌最偏爱的转移部位,发生率为65% ～ 75%。和平常的腰痛最大的不同是,乳腺癌骨转移的疼痛主要集中在某一部位,并且呈持续性加重。随着医学的发展和科技的进步,现在乳腺癌的总体治疗效果很好。如果能早期发现,早期诊断,早期治疗,就能够治愈。像王某,如果能够早期重视身体的乳房里发出的警告,而不是等到发生骨转移了,身体再次发出腰痛的警示才去就诊,就能获得更好的治疗效果。因此,女人腰痛莫忽视,不要当小病,要当心乳腺癌的骨转移。

第七章 其 他

一、跌打万花油外敷治疗张力性水疱和外固定压疮

骨折损伤的早期,外伤瘀血阻滞络脉,气滞血瘀,气血运行受阻,津血同源,迫津外溢于肌肤出现水疱。张力性水疱出现,要及时治疗,以免并发感染,延误骨折的治疗或延长骨折的愈合时间。压疮是外固定并发症之一。笔者用跌打万花油外敷治疗张力性水疱和外固定压疮。

(一)治疗方法

1. 治疗张力性水疱步骤

(1)患处用碘酒消毒,再用75%酒精脱碘。

(2)用无菌性注射器针头穿入水疱,抽尽水泡液,将针头退出,以不挑破水疱为佳。

(3)用跌打万花油吸润2～3层消毒纱布覆盖,夹板固定,2天换1次药。

2. 外固定压疮步骤

(1)生理盐水棉花球擦洗。

(2)用万花油吸润2～3层消毒纱布,以湿润为度,盖住疮面。

(3)再用夹板固定,2天换1次药。夹板固定应规定扎带松紧度可上下移动为1 cm左右。

(二)疗效标准

1. 治愈　患肢局部皮肤无红肿或无发硬,疮面愈合。

2. 有效　局部疮面缩小,分泌物减少,有肉芽生长。

3. 无效　疮面增大、加深,分泌物增多。

(三)相关临床研究

笔者用跌打万花油外敷治疗张力性水疱和外固定压疮44例。结果显示:张力性水疱24例,1例因出现过敏性皮炎转科治疗外,其余分别换药1～5次,平均3.5次,均治愈。外伤固定压疮,换药1～12次,平均10次,均治愈。

肢体损伤,营卫不和,瘀血滞于肌肤,血液运行不畅,导致瘀血水肿,瘀久不退,郁而化热,热腐肌肤。跌打万花油方中野菊花、大蒜、马齿苋、葱、金银花叶、伸筋草、卷柏具有清热

解毒、清热燥湿的功效；大黄、泽兰、土田七、栀子、红花、三棱、白芷、牡丹皮、白及、赤芍、天南星、冰片具有活血凉血、通络止痛、敛疮生肌的功效，诸药合用，具有清热止痛、活血凉血、托脓敛疮、消肿泽肤功效。采用跌打万花油中成药，选药制作方便，费用低，对治疗张力性水疱和外固定压疮，有确切疗效，值得中医骨伤临床推广。另外，要注意在治疗张力性水疱或压疮时，一定要解除所致该病的不利因素，如张力性水疱要适当提高患肢，压疮的患者需要用压力垫时，宜选棉花垫或加大压力垫面积，个别的患者必要时取消分骨垫，包扎带应用力适当，不能加压过紧，则疗效更好。

二、火针点刺放血疗法治疗急性痛风

痛风是由于长期嘌呤代谢障碍、血尿酸增高引起组织损伤的一组疾病。急性期临床以关节红肿热痛发作及尿尿酸、血尿酸增高为主要表现。西医多采用抗炎、排尿酸、抑制尿酸合成等药物治疗。由于长期用药易产生耐药性，降低疗效。

中医学认为本病多由先天禀赋不足，过食膏粱厚味，湿热内蕴，外感风寒湿热之邪，痹阻经络，气血运行不畅，痰瘀交结而发病。治疗当内外兼治。在急性期以祛邪为主，用祛风除湿、清热利湿等法；间歇期以扶正祛邪为主，用健脾益气、补益肝肾等法。本病愈后尤应重视饮食调养，避免复发。外治法通过药物或非药物疗法作用于表皮、腧穴，直达腠理，能使局部红肿热痛明显缓解，减轻局部炎症反应，减少骨质破坏。常用中医外治方法有针刺、熏洗、贴敷等疗法。笔者用火针点刺放血疗法治疗急性痛风性关节炎。

（一）痛风性关节炎诊断标准

（1）急性关节炎或慢性痛风性关节炎反复发作，表现为单个关节，或第1跖趾关节、单侧跗间关节，或非对称性关节肿胀。

（2）可疑或已证实的痛风结节。

（3）血尿酸增高。

（4）排除因肾病、血液病引起的继发性痛风性关节炎及风湿性、类风湿性、损伤性、化脓性等关节疾患。

（5）年龄小于70岁。

（6）无心、肺、肝、肾等脏器功能障碍。

同时满足标准，须同时排除：① 合并心脑血管、肝、肾及造血系统等严重原发性疾病，精神病患者；② 晚期关节重度畸形、僵硬、丧失劳动力者；③ 不符合纳入标准，未按规定服药，无法判断疗效，或资料不全等影响疗效或安全性判断者。

（二）火针点刺放血疗法

（1）患者取坐位，双足垂地，穴位常规消毒。

（2）针刺前给患者解释火针的感应，消除其恐惧心理。

（3）选取患病关节局部高度肿胀、充盈、青紫的络脉上，用12号一次性注射针头在酒精灯上烧至通红时对准部位速刺疾出，深度为1～3 cm。

务必点刺准确，一针到位。每次治疗总出血量控制在50 mL以内。关节局部肿胀明显者，可在患部散刺1～3针，使炎性渗出物排出。轻症每周1次，重症2天1次，一般1～2次症状可迅速得到控制，以2次为1个疗程。

（三）药物疗法

先给吲哚美辛肠溶片，每次0.25 g，每天3次。疼痛控制后改服别嘌呤醇，每次0.2 g，每天3次。

（四）相关临床研究

西医学治疗主要是减少嘌呤类饮食的摄入、促进尿酸的排泄和终止炎症反应，选用秋水仙碱、别嘌醇、非甾体类抗炎药、皮质激素、小苏打等。急性发作时应注意休息，局部冷敷，抬高患肢，关节制动。

笔者将急性痛风患者80例随机分为两组，治疗组采用火针点刺放血疗法，对照组采用药物疗法。结果显示：治疗组治疗前后血疗效优于对照组，两组治疗前后的血尿酸浓度降低大致相近。

急性痛风性关节炎是一种异质性疾病，遗传性和（或）获得性引起尿酸排泄下降或（和）嘌呤代谢障碍，导致血尿酸浓度过高而沉积于人体四肢关节引发红、肿、热、痛为主要表现的急性炎症，随着人们生活水平的提高，在中老年中发病率呈上升趋势。西医治疗主要以对症止痛、抑制血尿酸生成或（和）促进其排泄。急性痛风性关节炎属于中医"痹证""白虎历节"的范畴。多为湿热浊毒瘀滞经络，不通则痛，治宜清热利湿，化瘀泻浊通络。

火针疗法治疗痛风具有以下三种作用：① 借火助阳，温通经络。火针疗法通过加热的针体，通过腧穴将火热直接导入人体，直接激发经气，鼓舞血气运行，温壮脏腑阳气。火针借火热之力，亦起到艾灸之功，共同达到温通经络的作用，使气血畅通，通则不痛。② 开门去邪，散寒除湿。开门祛邪，即通过灼烙人体腧穴腠理而开启经脉脉络之外门，给贼邪出路，火针可达到事半功倍之效。③ 以热引热，行气散毒。火针借助火力强开外门，将热邪引出体外，明·龚居中《红炉点雪》云："热病得火而解者，犹如暑极反凉，乃火郁发之之义也"，故火针不仅对于风寒湿引起的痹证和寒证有效，同时对热症也卓有成效。热症由于局部血气壅滞，火郁而毒生，往往出现红肿热痛等多种表现。使用火针，可以温通经络，行气活血，借火力强开其门，引动火热毒邪直接外泻，从而使热清毒解，同时可以使血管扩张，血流加速，腠理宣通。《圣济总录》云："肿内热气，被火夺之，随火而出"，指出因为火针速入疾出，使热外泄，起到以热引热之效。此外，通过局部放血排毒，迅速快捷地排放高黏度、含有大量尿酸盐之高压血液，可消除血管张力，降低血管阻力，直接改善血液循环，降低毛细血管通透性，降低胶体渗透压，减少局部炎性刺激，从而达到活血化瘀、疏经通络、消肿止痛的良好效应。

火针点刺放血疗法治疗痛风急性期优于药物治疗。它具有操作简单,能直达病灶,方法安全,疗效可靠的特点,同时可以大大节约治疗的相关费用,其独特优势。

三、髂窝脓肿验案

缪某,女,28岁。患者于2005年10月15日出现左髂窝部疼痛,患肢屈伸功能受限,行走障碍,发热恶寒,口渴、纳差、精神欠佳。经注射抗生素,体温仍升高,于11月17日出现左髂窝处持续性剧痛,发热恶寒,体温39℃,口渴,尿赤,左髋关节不能伸直呈屈曲位,左髂窝处压痛范围大,拒按未及肿块,特来我院求治。

门诊骨盆摄片阴性,血白细胞计数14×10^9/L,住院4天,拒用西药,口服清热解毒中药。查血白细胞计数16×10^9/L,B超提示左髂窝部距皮肤3.5 cm深处存在一7.5 cm×4.2 cm大小液性包块,边界稍模糊,穿刺未抽出积液,诊断为左髂窝脓肿。

中医:证乃热留气分,气血凝滞之证。治宜清气分热,凉血活血。

处方:石膏30 g,知母10 g,丹皮10 g,丹参12 g,黄柏10 g,金银花20 g,连翘12 g,鲜鸭跖草20 g,柴胡8 g,牛蒡子12 g,陈皮6 g,水煎服,每天1剂,早晚分2次。

1剂后患者髂窝处痛减,口渴减少,大便顺,饮粥少许,体温降至38℃,恶寒,精神较疲倦。

2剂后体温降至37.8℃,微恶寒,纳少,口微渴,髂窝部痛显减,左下肢能伸直,勉强行走,脉洪有力,苔薄黄。

3剂后体温降至36.8℃,左髂窝痛显减,口不渴,无发热畏寒,大便顺,行走方便,精神转佳,饮食且增,脉洪有力,苔薄黄少津。B超示:左髂窝处液性占位缩小至3 cm×2 cm大小。

减石膏为15 g,去鸭跖草,连服5剂。精神振,纳食佳,无发热畏寒,步态行走正常,脉洪有力,苔薄黄。左髂窝处微压痛,无硬块。B超示:液性占位已消失。

续服5剂,再次B超复查:左髂窝处未见液性包块。经中药内服17天,诸症俱除,阳性体征消失。于2005年12月30日痊愈出院。随访9个月,未见复发。

四、无痛捻刺法治疗甲下血肿

笔者用注射器针头捻刺治疗甲下血肿83例。

(一)临床资料

本组83例中,男性53例,女性30例。其中碾压伤50例,重物坠伤20例,敲击伤11例,挟挤伤2例;单纯甲下血肿80例,并发末节骨骨折3例,指甲下血肿62例,趾甲下血肿21例,单指或单趾血肿71例,双指或双趾血肿12例。甲下血肿的诊断要点:① 指或趾及其末节有外伤史;② 指或趾疼痛剧烈,压痛明显,青紫瘀肿明显,功能障碍;指或趾的X线摄片大多为阴性,或仅有末节骨骨折。

（二）治疗方法

选用7号或8号消毒注射器针头1枚。如指甲下血肿者,将患指腹贴在诊桌边缘,甲面朝上;如趾甲下血肿者,将患足垂直踏在矮凳上。用75%酒精药棉常规消毒,然后用拇、食指挟持针柄,针尖接触甲面,针身与甲面垂直,方可捻刺。捻刺时着力要均匀,防止针身过度弯曲,着力点集中到针尖上,将针柄左右来回旋转捻动,顺时针、逆时针方向各180°为宜,捻刺深度以瘀血水能从捻刺孔涌出为宜。如瘀血水黏度高而难以排出,可把针身在原刺孔与甲面呈45°角斜捻刺以扩大针孔,为促进瘀血排出,可在瘀血青紫处反复用消毒镊子或操作者拇指(已做消毒处理)适当加压,以排至甲下呈淡红色为度。

（三）治疗结果

经上述方法治疗1次后,全部病例治愈,患者的指或趾疼痛立即消失,或压痛轻微,甲下青紫肿胀消退,功能恢复正常。

（四）体会

甲下血肿的传统治疗方法是火针烙刺法,由于火针烙刺的速度快,进针的力度、深度难以掌握,难免要误伤正常组织。笔者采用的无痛捻刺法治疗本病,穿刺深度易掌握,不易损伤周围正常组织,且具有痛苦小、疗效好、操作简便等优点。

五、骨质增生

骨刺在医学上称为骨质增生、骨赘等。主要出现在负重多的关节,如髋、膝和脊椎关节的边缘部分。多数50岁以上的人至少有一个脊椎关节长骨刺,70岁以上的人几乎都生有骨刺。但有意思的是,并非所有长骨刺的人都有临床症状,且临床症状严重程度与骨刺大小多少也不一定呈正比。因此,一旦发现有骨刺生长,不必大惊小怪。

正常人体关节如同精密仪器,不同部位关节表面几何形态不同,决定关节活动的方向和范围。关节表面覆盖有一层软骨,它比镜面还光滑,可以减小关节的摩擦系数。当人活动时,便会磨损关节软骨,令软骨发生退变,严重时关节缝隙明显狭窄,甚至消失,关节的活动范围也减小。关节软骨中没有神经支配,因此,正常关节活动时会感到摩擦或疼痛。当关节软骨退变后,软骨下的神经末梢暴露出来,这样关节负重或活动时便出现疼痛症状。

人到中年以后,关节开始老化,表现为关节周围肌肉韧带松弛以及关节软骨退变,导致关节的稳定性和关节运动精确性下降。为了重新获得关节的稳定,关节周围骨膜下出现出血、骨化、增生,这就是所谓的长骨刺。可以说,骨刺的出现是关节退变的信号,也是人体对关节不稳的自我修复,直至关节重新稳定。在X线片上看到的骨刺是尖窄的,而从平面上看是一个平台,可以增加关节接触面积,起到稳定关节的作用。在临床上经常看到腰椎间隙上下骨质增生明显,几乎形成骨桥。这样的椎间关节就很稳定,患者以前的腰痛也就消失了。

从这个意义上讲,骨刺的出现有一定好处。但骨刺在增加关节稳定性的同时,也带来些不利影响,如刺激周围软组织产生疼痛。位于神经走行部位的骨刺可产生神经压迫症状等,如腰椎间关节增生、肥大,导致下腰疼痛、麻木、活动受限等症状。

骨刺主要是关节周围骨膜下长期出血、骨化形成的,主要是关节周围的不稳。因此,一旦有了临床症状,一定要明确临床症状是否是由骨刺引起的。另外,骨刺是一种骨性生长物,临床上通过口服药物消除骨刺是无科学道理的。某些药物可能阻止骨刺进一步生长,但不可能使骨刺变小或消失。如关节的稳定性加强了,骨刺的生长也就停止了。所以临床上对待骨刺的治疗要辨证施治。从骨赘形成的机理看,单纯切除骨赘后关节稳定性将受到一定影响,骨刺也可能再生长出来。

因此,一旦身体某部位长了骨刺,患者应首先去就诊专科医生,在医生指导下通过适当锻炼和治疗,减缓退变,恢复关节功能,而不能期望通过切除骨刺就解决一切问题,同时无须有心理负担。当然,如果骨刺生长影响关节活动及日常生活,必须通过手术解决骨刺问题。了解了骨刺的发病机理及作用,对骨刺的恐慌及精神负担也就自然消失了。

六、腰痛与主动脉夹层

急诊科来了位约60岁的男士,以急性腰痛来就诊。听患者家属说患者以前有腰椎间盘突出症病史,加上近段时间家里装修,一直忙活着,所以开始腰痛时并没有引起重视,以为只是腰椎病所致。而是剧烈疼痛的实在受不了才来医院就诊。这下可好了,一来医院,完善生命体征,发现患者两侧上肢血压与脉搏明显不对称,警觉性高的医生立即与患者家属解释,这患者可不是简单的腰椎间盘突出症复发,很可能是危及生命的主动脉夹层。殊不知,腰痛的原因不仅见于大家常见的腰椎间盘突出、腰肌劳损等疾患,亦见于大家寡闻的主动脉夹层。

主动脉夹层是循环系统疾病中的危重急病。临床特点为急性起病,突发剧烈疼痛、休克和血肿压迫相应的主动脉分支血管时出现的脏器缺血症状。如不及时就诊,死亡率极高。根据其夹层的起源及受累部位分为Ⅲ型。即Ⅰ型为夹层起源于升主动脉,扩展超过主动脉弓到降主动脉,甚至腹主动脉,此型最多见。Ⅱ型为夹层起源于升主动脉。Ⅲ型病变起源于降主动脉左锁骨下动脉开口远端,并向远端扩展,可直至腹主动脉。临床上90%以上的患者因仅前胸痛来就诊,根据其疼痛部位医生可初步判断夹层的位置为升主动脉。当出现背、腹或者双下肢痛时则强烈提示降主动脉夹层,然而当夹层扩展到肾动脉则可引起急性腰痛或肾性高血压。该患者则考虑第三种,因此,当出现急性腰痛难忍时我们不应局限于考虑腰椎间盘突出、腰肌劳损、腰椎退行性病变等疾患,应对主动脉夹层病患时亦不应忽视腰痛这一症状。可见,任一种常见的症状都有可能出现在不常见的疾病中。

七、正确做X线检查

临床X线检查是指隔室遥控透视、胶片摄影、计算机断层摄影(CT)、计算机射线摄影(CR)、直接数字射线摄影(DR)、数字减影(DSA)介入手术检查等等,从X线被用在医学上至今,检查手段日新月异,给人们带来便利、科学的进步外,也相应地出现一些不良反应。和药物治疗会有不良反应一样,接受X线检查时,被X线照射到的组织器官细胞也会受到一定程度的伤害,但这种损伤没有立竿见影的自我感觉。如果损伤轻微,人体自身的新陈代谢能将其修复,致病的可能性小。如果射线损伤较重,机体组织不能将其完全修复,就会导致致死性癌症或遗传性疾病的发生。严重的X线损伤还会导致急性放射病的发生。

　　人体各种组织器官对射线损伤的敏感程度不一样,其敏感程度由大到小的排序如下:胚胎、肠道、性腺、乳腺、眼晶体、甲状腺、肝、肾、脑、肌肉。

　　国际辐射防护委员会(ICRP)研究证实,受照射越多,患致死性癌症及遗传性疾患的可能性越大。ICRP提出,辐射防护应遵循三项原则:使用辐射正当化、防护最优化和个人剂量限值。我国采纳了ICRP的建议,并由主管部门制定了一系列辐射防护法规,标准,以保障职业人员、受检者和公众的放射卫生安全。

　　因此,对于受检者,临床医生要详细询问病史,避免重复检查,严格遵守合理检查,对于孕妇、婴幼儿检查更要慎重,对于准备生育的人群也要宣传这一常识,避免不必要的伤痛。例如,有过婚检时因为有过胸透,当月怀孕,无奈流产的例子。

　　当然,接受正当X线检查,尽快获得明确诊断以便对症治疗,这是X线检查的利,受到一定程度的X线的损伤是其弊。如何把弊降到最低,时承检医生、技师的职责,医生、技师应遵守"尽可能合理达到低水平"原则,这也需得到患者和陪诊家属的配合与支持,尽量避免重照、重拍而加大损伤。

　　要制作一张诊断价值高的胸片,患者上身衣着越少越好,最好除去内衣扣、胸罩钩、项链等以免挡住病变部位。此时,接诊医生应给女性患者详细解释这样做的目的,避免含糊语言(北京曾有案例,因为医生粗暴对待女患者,被视为人格侵犯而被告上法庭)。给婴幼儿检查时,最难的是固定婴儿的体位,家长千万别舍不得孩子啼哭而不让捆绑固定,否则你的宝宝将受到不必要的全身照射,你也得陪着接受一次X线伤害。非检查部位,特别是射线敏感器官应尽量远离照射野,例如,拍上肢(手)、下肢(足)片时,将手臂、腿伸直,甲状腺、乳房、性腺远离照射野。这些都是患者应该主动配合的。

　　另外,患者最好不要接受采用暗室荧光屏透视方法的健康检查,因为这种方法对人体的伤害至少是隔室遥控电视透视的两倍。

　　要注意陪诊,候诊时的防护,X线是电磁波的一种,是以光速直线传播,遇到人体或其他物品后,一部分被吸收,另一部分被散射。但只要它还有能量,被物质吸收前还会发生多次散射。因此,在给患者透视、拍片曝光时及曝光后的瞬间(微秒量级),透视室或拍片室内在任何一个位置上都有X线照射。规范的X线检查操作,应是一室只有一位受检患者,其余人均在防护安全区内候诊。机房门外应有警示灯,当"射线有害""灯亮勿入"或"在工作中"等警示灯亮时,候诊者应在门外等候,或在室内防护安全区内候诊。如果陪同婴幼儿或躁动患者及无法定位的患者就诊时,承检医生、技师有责任指导、帮助陪诊者做好防护。

　　总之,X线用于医学检查应依法、科学和规范。辐射致癌是随机事件,致癌的危险度是大量人群发病事件的统计结果。在使用科学和规范的情况下,拍摄一次胸片,患者致癌的可能性仅为十万分之一,所以患者不要谈射线色变。

八、正确认识医疗按摩

曾有报道，47岁的刘某常年从事重体力劳动，身体一向很好，半年前出现阵发性腰痛，自我感觉有点儿像腰肌劳损，就到自己附近的按摩店去推拿。按摩人员给他做了几天腰部按摩，效果并不理想，按摩人员就加大了力度，没想到伴随"咔嚓"一声异响，刘某的下肢瞬间就瘫痪了。现在社会上流行按摩，各地的按摩店也不少，按摩店与医院提供的按摩这两种按摩是有很大区别的。一般来说，按摩店提供的按摩属保健按摩，而医院提供的是医疗按摩。

保健按摩属于保健医学的一个分支，是中医健康方法之一，以健身防病为目的。中国传统的保健按摩主要是经络、穴位，现在又发展到直接按摩或刺激关节、筋膜、肌肉、皮肤等。如全身、局部的保健按摩，还有美容减肥按摩、运动按摩、器械按摩等。做全身保健需要15～40分钟。主要是解除人的疲劳，从心理和生理上帮助人体放松。人们有时感到不适，是因为在长时间的工作和学习中身体姿势不当，或过度疲劳等原因所致。经常做保健按摩，有利于打通全身经络、疏通气血、调理脏腑、平衡阴阳，达到消除疲劳、防病健身的效果。保健按摩不对疾病进行治疗，因此，保健按摩店只是一种保健服务场所，而不是医疗机构。

医疗按摩又称推拿疗法，是中医外治的疗法之一，也是人类最古老的一种主要以按摩为主达到治疗目的的物理疗法。按摩人员不仅需要专业学历，还要通过国家统一考试，取得相应的行医资格，在当地卫生部门注册后方可从事医疗按摩。开办按摩医疗机构需由当地卫生局审批。

随着生活水平的逐步改善，人们对养生保健的重视程度也越来越高，特别是按摩疗法简便易行无痛苦，能快速消除疲劳，推拿后全身舒适，所以受到很多患者和亚健康人群的青睐，按摩诊所、按摩店也随之增多。

由于国家在这方面的准入限制较松，再加上人们也不太重视对按摩师从业资质的审核，所以，不少按摩者仅仅学会了按摩手法，而对经络、穴位、特定部位等传统医学理论缺乏最基本的了解。不懂得在何时对何种情况作出及时规避，容易酿成意外，像刘某这样的遭遇越来越普遍。由此提醒，要慎选按摩场所和按摩医生，以免遗留下后患。

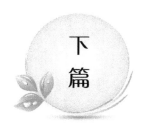

药物研究

第八章 中药研究

骨伤科属中医学范围,也是按中医的辨证论治原则用药,但作为专科,有其特殊性,有些药物用得较多,有些中草药则属于伤科专用药,因此,笔者特将常用伤科要药,专用药介绍于下,供同道参考。

一、三七

【性味】甘,微苦,温。

【功效】止血散瘀,消肿定痛。

【应用】出血诸症,跌打损伤。

【用量】2～5 g,水煎或研末吞服,也可外敷。

【文献】

《本草新编》:三七根、止血之神药也。无论上中下之血,凡有外越者,一味独用亦效;加入于补血补气药中则更神。

《玉楸药解》:和营止血,通脉行瘀,行瘀血而敛新血。凡产后、经期、跌打、痈肿,一切瘀血皆破;凡吐衄、崩漏、刀伤、箭射,一切新血皆止。

【按语】三七又称止血金不换,为伤科常用要药,疗效甚优。出血之症,若属于血热妄行者,宜以1：10配合鲜生地黄内服。以云南产者为良。

【现代研究】

(1)止血:本品能够增加血小板数量、增强血小板功能、收缩局部血管、增加血液中凝血酶含量而产生止血作用。由于止血活性成分三七氨酸对热不稳定,故生用止血效果好。

(2)补血:能够促进造血干细胞的增殖、分化,提高红细胞和白细胞的数量和功能,一般用熟三七。

(3)抗血栓:本品能降低血浆纤维蛋白原含量,抑制血小板聚集,抑制凝血酶,促进纤维蛋白溶解而产生抗血栓作用。另外,三七还具有扩张血管、降压、抗动脉硬化、抗心脑缺血缺氧、调节免疫功能及抗炎、镇痛等作用。临床上可用于现代医学的颅内出血、脑出血、上消化道出血等属于出血兼有瘀血阻滞者,冠心病、高血压病、偏头痛、慢性萎缩性胃炎、化脓性阑尾炎、急性脑梗死、外伤出血肿痛等属于瘀血阻滞证者,此外,本品具有补虚强壮的作用,用于失血、贫血和产后病后虚弱者。民间用于虚损劳伤,常与猪肉炖服。

【中成药】三七片、三七伤药片、丹七片、三七活血丸、跌打丸、炎迪宁片、止血片、红药片、沈阳红药、活血止痛散、补伤丸、黎峒丸、万花油、接骨丸、散瘀镇痛酊擦剂等。

二、血竭

【性味】甘,咸,平。

【功效】散瘀定痛,止血生肌。

【应用】跌打损伤,内伤瘀痛,外伤血出不止。

【用量】1～3 g,研末服,亦可外敷。

【文献】

《海药本草》:主打伤折损,一切疼痛,补虚及血气搅刺,内伤血聚,并宜酒服。

《本草纲目》:麒麟竭,木之脂液,如人之膏血,其味苦咸而走血,盖手足厥阴药也,肝与心包皆主血,故尔。河间刘氏云,血竭除血痛,为和血之圣药,是矣。乳香,没药虽主血病,而兼入气分,此则专于血分者也。

【按语】血竭为散瘀血,生新血之要药。著名伤科专家石筱山氏,常以此药为主治伤,获效比比,曾制麒麟散治疗内伤,功效卓著,该药目前尚需进口,故药源颇为紧张。

血竭原名麒麟竭,为棕榈科植物麒麟竭果实及树干中的树脂加工品。始载于《雷公炮炙论》玉石部,有活血散瘀,生肌止血之功效,主治跌打损伤、瘀血肿痛、金疮出血、溃疡不敛等症,李时珍称其为"活血圣药"。商品血竭来源复杂,国产血竭为百合科海南龙血树含脂木质部提取的树脂。血竭因不溶于水,一般不入煎,宜研末服。另据报道本品具治疗溃疡性结肠炎的作用,对心肌缺血损伤亦有保护作用。

【现代研究】

对溃疡性结肠炎的治疗作用:孔鹏飞研究血竭对DSS诱导UC大鼠血小板活化的影响,得出结论,认为临床上有应用血竭灌肠治疗溃疡性结肠炎,其疗效与柳氮磺胺嘧啶相当,不良反应优于后者,更具有双向调节血液流变学指标,改善机体高凝状态,促进溃疡愈合的作用。

对心肌缺血损伤保护作用:季东平研究血竭对心肌缺血损伤保护作用,认为血竭能降低心肌缺血犬的心肌缺血程度,缩小心肌缺血范围,减少缺血心肌梗死面积,保护缺血心肌。同时,血竭能够降低心肌三酶含量,保护心肌组织形态。血竭对心肌缺血损伤的保护作用于抑制丙二醛水平,提高超氧化物歧化酶水平,保护生物膜有关。血竭具有抗心肌缺血的作用,其机制与减轻自由基损伤有关。

水煎醇沉液能明显降低红细胞压积,缩短血浆再钙化时间,抑制血小板聚集,防止血栓形成;本品具有抗炎杀菌作用,水提液对金黄色葡萄球菌、白色葡萄球菌及多种致病真菌有不同程度的抑制作用。

【中成药】抗癌镇痛膏、复方生肌膏、七厘散、血竭软膏、骨瘀贴、药捻粉、新伤适瘀散、消疽膏、黎峒丸、正骨紫金丸、万应散、三色消肿膏、乳没活血散、外用接骨衬垫、活血止痛膏、十宝丹、跌打丸、痛血康胶囊、正红花油、风痛灵、跌打药粉,

三、孩儿茶

【性味】苦,涩,平。

【功效】消热,化痰,止血,消食,生肌,定痛。

【应用】痰热咳嗽,一切出血症,消化不良,牙疳,口疮,喉痹,湿疮。

【用量】煎服3～5g,包煎;或入丸、散。外用以研末为散调敷。

【文献】

《纲目》:清隔上热,化痰生津,涂金疮,一切诸疮,生肌定痛,止血,收湿。

《医学入门》:消血,治一切疮毒。

【按语】孩儿茶为豆科植物儿茶之枝叶煎汁缩缩而成的干燥浸膏,有进口和国产二种。在伤科方药中,常应用本品配合其他药物外用,作为止血定痛消炎之剂。如与煅龙骨、象皮、陈石灰、老松香、降香末、血竭、白及等分,共为细末,研至无声,撒于疮口,有良好的止血生肌消炎作用(《实用正骨学》)。

【现代研究】本品有收敛、止泻、降压等作用,并能活血疗伤,能抑制酪氨酸脱羧酶之活性,抑制透明质酸酶、胆碱乙酰化酶,能抑制链激酶对纤维蛋白的溶解作用,具有止血生肌之效。

【中成药】消肿镇痛膏、七厘散、化毒复骨丸。

四、无名异

【性味】甘,平。

【功效】去瘀止痛,消肿生肌。

【应用】跌打损伤,金疮,痈肿。

【用量】入丸散3～5g;外用研末调敷。

【文献】

《本草经疏》:无名异,咸能入血,甘能补血,寒能除热,故主金疮折伤内损及止痛生肌肉也。苏颂以其醋磨敷肿毒痈疽者,亦取其活血凉血之功耳。

《姚僧坦集验方》:治打伤肿痛,无名异为末,酒服。

《品汇精要》:续骨长肉。

【按语】无名异为软锰矿之矿石,本品味甘性平偏凉,甘缓补益,善于去瘀止痛。适用于治疗跌打损伤,骨折肿痛等。浙江省平阳县一伤科老医师尝用本品,谓其有驱尽瘀血之功,其功力在三七之上,可资借鉴。

【中成药】活血消肿膏。

五、麝香

【性味】辛,温。

【功效】辟污开窍,活血消肿,通经下胎。

【应用】神志昏迷,跌打损伤,血瘀经闭。

【用量】0.15～1g,吞服或浸酒,亦可外用。

【文献】

《纲目》:通诸窍,开经络,透肌骨,解酒毒,消瓜果食积。治中风,中气,中恶,痰厥,积聚癥瘕。

《本草述》：麝香之用，其要在于能通诸窍一语。

【按语】本品为鹿科动物林麝、马麝或原麝雄性香囊中分泌物的干燥品，为治伤要药，功效确靠。根据著名中医专家黄文东经验，少量麝香加入祛风湿药品中，能增强治关节炎之效果。个人经验，麝香配合虫类药物治坐骨神经痛效果良好。

【现代研究】本品具较强的抗炎作用，其抗炎作用与氢化可的松相似。对炎症的早、中、晚三期均有明显效果，尤对早、中期作用较强；对急性炎症和慢性炎症均有对抗作用。并能明显地促进溃疡面的愈合。麝香还具有增强免疫功能及雄激素样作用，能够降低退变颈椎间盘中IgG含量，可减轻颈椎间盘的自身免疫反应和炎症反应。本品可迅速透过血脑屏障和胎盘屏障，对中枢神经系统有双向影响，对子宫有明显兴奋作用，孕妇禁用。现代医学中可治疗冠心病、心绞痛，并可用于流脑、乙脑、中风等多种原因引起的高热神昏的治疗等，此外，还可用于治疗外伤、白癜风、小儿麻痹症等。

【中成药】麝香生肌收口散、麝绿膏药、活血化瘀膏、消疽膏、消瘀镇痛散、止痛膏、玉珍生肌散、八厘散、七厘散、消肿止痛膏、麝香解毒膏、十宝丹、骨痹贴、苏合香丸、回生第一丹。

六、琥珀

【性味】甘，平。

【功效】镇惊安神，散瘀止血，利水通淋。

【应用】惊风癫痫，惊悸失眠，血淋血尿，小便不通，妇女经闭，产后停瘀腹痛，跌打创伤。

【用量】2～3 g，研末吞服。

【文献】

《别录》：主安五脏，定魂魄……消瘀血，通五淋。

《药性论》：治产后瘀痛。

《本草拾遗》：止血，生肌，合金疮。

【按语】琥珀是古松科松属植物的树脂掩埋在地下石化而成，为伤科要药，不入煎剂。琥珀入心、肝二经，凡脑外伤综合征之惊悸不安、肾挫伤后之尿血、心腹刺痛、妇女产后瘀阻腹痛等皆为常用之品。本品质重而镇，具有镇惊安神、活血通经，散瘀消癥作用，可用于治疗心血瘀阻，胸痛及外伤瘀肿疼痛、尿血等。对阴囊及阴唇血肿、子宫郁血，单味有效。本品内服能活血消肿，外用可生肌敛疮，亦可用于疮痈肿毒。现代研究表明，本品具有中枢抑制、抗惊厥、抗休克的作用。

七、珍珠粉

【性味】甘，咸，寒。

【功效】镇心安神，养阴熄风，清热坠痰，去翳明目，解毒生肌。

【应用】惊悸、癫痫、小儿惊风、目生翳障、疮疡久不收口。

【用量】1～2 g，吞服。

【文献】

《日华子本草》：安心明目。

《本草衍义》：小儿惊风多用之。

【按语】本品应用于脑外伤综合征、外伤性癫痫，皆为理想之品。此外，本品善于解毒生肌，如疮口久不愈合，外敷之有良效，如珍珠八宝丹等。

【中成药】珍珠外敷散、珍宝散、镇惊丸、珍珠散。

八、猴头藤

【性味】苦，平。

【功效】活血散瘀，消肿止痛。

【应用】跌打损伤，瘀阻作痛。

【用量】根 15～30 g，水煎。临床上多研末外敷。

【按语】本品为虎耳草科植物冠盖藤的根、藤、叶、花。温州民间常用本品为主，配合其他活血消肿止痛中草药，以治疗骨折或软组织挫伤，效果良好。此外还能祛风除湿，治风湿麻木，腰腿酸痛，两腿抽痛。尚可用于多发性脓肿、慢性骨髓炎、慢性下肢溃疡的治疗。

九、虎杖

【性味】微苦，微寒。

【功效】清热，祛风，利湿，破瘀，通便。外用收敛消炎。

【应用】风湿筋骨疼痛，湿热黄疸，淋浊带下、妇女经闭，产后恶露不下、癥瘕积聚，痔漏下血，跌打损伤，烫伤及肺热咳嗽。

【用量】内服 10～30 g，亦可研末外用。孕妇慎用。

【文献】

《贵州民间方药集》：收敛止血，治痔瘘，去风湿，发表散寒，散瘀血，外用治火伤。

【按语】本品具有泻下、祛痰止咳、降压、止血、镇痛作用，在伤科中主要用于关节炎，实践证明有一定效果。此外，用虎杖加冰片少许，麻油调敷以治烧伤，据报道疗效颇佳。

十、徐长卿

【性味】辛，温。

【功效】镇痛祛风，利水消肿，活血解毒。

【应有】风湿痹痛，牙痛，胃痛，经期腹痛等。外敷治跌打损伤。

【用量】10～15 g，水煎内服。宜后下。

【文献】

《生草药性备要》：浸酒，除风湿。

《简要草药》：治跌打损伤，筋骨疼痛。

《福建民间草药》：益气逐风，强腰膝，解蛇毒。

【按语】徐长卿首见于《神农本草经》。来源于萝摩科植物徐长卿的干燥根及根茎,有良好的祛风镇痛之功,临床广泛应用于风湿痹证及诸般疼痛。鲜徐长卿捣烂外敷可治跌打损伤。

江西民间常用徐长卿根磨粉合猪腰子同煮服,以治腰痛。并流传"八十公公痛断腰,山坡草丛寻了鸟,有人识得逍遥竹(徐长卿),世世代代不痛腰"的民谣。

十一、紫金皮

【性味】苦,微辛,涩,温。有香气。

【功效】行气散瘀,和胃消积。

【应用】跌打损伤,风湿痹痛,妇女痛经以及各种消化道疾患。

【用量】10 ～ 15 g,水煎服,也可研末外敷。

【文献】

《纲目拾遗》:治风气痛,伤力跌扑损伤,胃气疼痛,食积,痧胀等症,俱酒煎服。

《江西民间草药验方》: 行气,活血,消胀,止痛,驱蛔虫。

【按语】紫金皮为木兰科南五味子之根皮。中医伤科常用本品研末外敷以治跌打损伤;内服可治风湿痹痛,妇女痛经及多种消化道疾患。李国衡教授曾云:"紫金皮外用消肿作用良好。"

元代著名的临床医家危亦林所著《世医得效方》第十八卷正骨兼金镞科之退肿篇记载,紫金皮散"治一切打扑损伤、金刃剑镞浮肿,用此效"。笔者应用紫金皮散调敷结合桑树皮外固定,治疗急性踝关节扭伤,对比外擦跌打万花油,效果尤佳。

【中成药】舒筋膏、活血膏。

【使用注意】皮肤破损者禁用,孕妇忌服。

十二、海桐皮

【性味】苦、辛、平。

【功效】祛风湿,通经络,杀虫。

【应用】风湿痹痛,痢疾,牙痛,疥癣。

【用量】10 ～ 15 g,水煎内服。

【文献】

《纲目》:能行经络,达病所,又入血分,祛风杀虫。

《岭南采药录》:生肌,止痛,散血,凉皮肤,敷跌打。

【按语】海桐皮因有祛风湿、通经络之功,故伤科常以本品配入其他药中作为洗剂应用,至于内服,临床上较少采用。

【现代研究】海桐皮具有抗炎、镇痛、镇静作用;能增强心肌收缩力;具有降压作用;对金黄色葡萄球菌、堇色毛癣菌有抑制作用。赖震等研究海桐皮汤熏蒸对兔实验性膝骨关节炎软骨细胞凋亡的影响,证实,海桐皮汤熏蒸可显著减少实验性兔膝骨性关节炎软骨细胞凋亡,从而延缓关节软骨的退变,促进软骨修复的作用。另外,赖震等对海桐皮汤熏蒸对兔实验性膝骨关节炎氧自由基代谢的影响进行研究,认为海桐皮汤熏蒸可显著提高 SOD 的活性,降低MDA含量,从而起到延缓关节软骨的退变,促进软骨修复的作用。

十三、降香

【性味】辛温。

【功效】理气、止血、行瘀、定痛。

【应用】吐血咯血,金疮出血,跌打损伤,心胃气痛等。

【用量】9 ～ 15 g,水煎内服,不宜久煎。或研细末外敷。

【文献】

《纲目》疗折伤金疮,止血定痛,消肿生肌。

《本经逢原》:降真香色赤,入血分而下降,故内服能行血破滞,外涂可止血定痛。

【按语】本品为豆科植物降香檀树干和根的心材。主产于海南。又名降真香、绛香。需要与芸香科植物降真香区别应用。降香既有理气化瘀之功,又具止血定痛之能,故伤科内伤中多用之,尤其适用于跌打损伤所致的内外出血之证。至于肺络损伤,本品加入肃肺、凉血、祛瘀药中应用,亦颇合适。

十四、海马

【性味】甘、咸,温。

【功效】补肾壮阳,调气活血。

【应用】阳痿,遗尿,虚喘,难产及血气痛。

【用量】3 ～ 9 g入煎,或研末吞服。

【文献】

《品汇精要》:调和气血。

《本经逢原》:阳虚多用之,可代蛤蚧。

《药材学》:温通任脉,用于喘息及久喘。

【按语】海马为海龙科动物线纹海马、刺海马、大海马、三斑海马、小海马除去内脏的全体,因具"马头蛇尾瓦楞身"而得名。具壮肾阳、调气血之功,如配合鹿角,则一入任脉,一入督脉,任督相济,腰痛可除。此外,南京金陵骨伤科医院朱汉章院长经验,海马对股骨头无菌性坏死有一定效果。

【现代研究】海马能延长小鼠缺氧下的存活时间,延长小鼠的游泳时间,显示了较好的抗应激能力。以海马、人参等配伍治疗阳痿有效。海马蛤蚧散治疗男性不育效显。

十五、蜈蚣

【性味】辛温,有毒。

【功效】搜风,定惊,解毒。

【应用】小儿惊风,抽搐痉挛,中风口歪,半身不遂,破伤风,风湿顽痹,疮疡等。

【用量】3～5g水煎,或研末吞服1～2g。孕妇禁用。

【文献】

《纲目》:治小儿惊痫风搐,脐风,口噤,丹毒,秃疮瘰疬,便毒痔漏,蛇瘕,蛇瘴,蛇伤。

《玉楸药解》:拔毒消肿。

《别录》:疗心腹寒热结聚,堕胎,去恶血。

【按语】本品含有与蜂毒相类似的有毒物质,有溶血作用,对结核杆菌有抑制作用。

蜈蚣祛风镇痉作用特优,伤科临床上常与全虫、蕲蛇、炮山甲等为伍,以治坐骨神经痛及关节炎,效果相当满意。

【现代研究】汪梅姣等采用热板法和扭体法等比较蜈蚣、地龙、地鳖虫的镇痛作用。各虫类药中蜈蚣在热板、醋酸导致的疼痛实验中表现出最强的镇痛作用。

此外,蜈蚣水提液对士的宁引起的惊厥有明显的对抗作用;其水浸剂对结核杆菌及多种皮肤真菌有不同程度的抑制作用;蜈蚣煎剂能改善小鼠的微循环,延长凝血时间,降低血黏度,并有明显的镇痛、抗炎作用。

十六、全蝎

【性味】咸辛、平、有毒。

【功效】息风镇痉,通络解毒。

【应用】惊风抽搐,癫痫,中风半身不遂,口眼㖞斜,偏头痛,风湿痹痛,破伤风,淋巴结核。

【用量】5～10g,水煎服。

【文献】

《玉楸药解》:穿筋透骨,逐湿除风。

《本草衍义》:蝎,大人小儿通用,治小儿惊风,不可阙也。有全用者,有只用梢者,梢力尤功。

【按语】全虫为祛风镇痉之良品,骨伤科临床常用于坐骨神经痛、关节炎之类疾患。作者经验,以温胆汤为主加入天麻、石菖蒲、胆星、全虫、蜈蚣等以治疗外伤性癫痫有效。

【现代研究】全蝎,始载于《蜀本草》,含有多种活性成分,如蝎毒,这是一种类似神经毒的蛋白质。

据报道,东亚钳蝎毒和从粗毒中纯化得到的抗癫痫肽(AEP)有明显的抗癫痫作用;全蝎对士的宁、烟碱、戊四氮等引起的惊厥有对抗作用;全蝎提取液有抑制动物血栓形成和抗凝作用;蝎身和蝎尾制剂对动物躯体痛和内脏痛均具有明显镇痛作用;蝎尾镇痛作用比蝎身强约5倍。

十七、蜂房

【性味】甘,平,有毒。

【功效】祛风,解毒,杀虫。

【应用】治风痹,头风,惊痫,乳痈,瘰疬,疮疡,顽癣,鹅掌风,牙痛,风湿痹痛,关节炎,骨髓炎。

【用量】3～5g,水煎内服。

【按语】蜂房又名露蜂房、野蜂房、马蜂窝等,因其具有解毒杀虫之功,故临床上煎汁内服以治牙痛、牙周脓肿有良好效果。

【现代研究】蜂房具有抗炎镇痛、抗过敏、抗菌、抗肿瘤等作用。实验证明,露蜂房水提取液对急性和慢性炎症均能抑制,镇痛作用则主要对慢性疼痛有效。

【中成药】柏菊泡剂,益肾蠲痹丸。

十八、白花蛇

【性味】甘,咸,温,有毒。

【功效】祛风湿,透筋骨,定惊搐。

【应用】风湿痹痛,筋脉拘挛,或肌肉麻木,或口眼歪斜,半身不遂以及麻风等。亦治小儿惊风抽搐,破伤风等。

【用量】6～15 g,煎服。

【文献】

《本草经疏》:白花蛇,味虽甘咸,性则有大毒。《黄帝内经》曰:风者,百病之长,善行而数变。蛇性走串,亦善行而无处不到,故能引诸风药至病所,自脏腑而达皮毛也。凡疬风疥疮,歪僻句急,偏痹不仁,因风所生之证,无不借其力以获瘳。

【按语】白花蛇为蝰科五步蛇的干燥体,传统以产于湖北蕲州者为佳,故又名蕲蛇。为祛风湿、透筋骨之要药。凡中风偏瘫、风湿痹证属实证者,用无不效也。以之浸酒治坐骨神经痛,疗效确切。

近代名医章次公氏以善于用虫类药而著称。尝用蜈蚣、全虫等治头风痛;用蕲蛇、蜂房等治风痹走注;用地鳖虫、蝼蛄、蟑螂、蟋蟀等治积聚肿胀,获效比比。并且特地指出,忻蛇治腰痛最佳。

笔者以白花蛇治疗关节炎、坐骨神经痛等,历时颇久,未见有严重毒性反应,唯个别患者,有皮肤过敏现象。

【中成药】驱风膏、定命散、追风散、世传白花蛇酒、托痘花蛇散。

【使用注意】血虚生风者慎服。

十九、补骨脂

【性味】辛、苦、大温。

【功效】温肾,壮阳,续骨。

【应用】肾虚腰痛,五更泄泻,骨折。

【用量】10～15 g,水煎服。

【文献】

《品汇精要》:固精气。

《纲目》:治肾遗,通命门,暖丹田,敛精神。

《玉楸药解》:收敛滑泄,遗精带下,尿多便滑诸症。

【按语】补骨脂又称破故纸,性大温,为补火壮阳收涩之品。凡肾阳不足者宜之。伤科临床上常以本品作为接骨药应用。又据临床报道,本品具致光敏作用,研末,浸于95%酒精中,制成30%浸液,外擦可使局部皮肤色素沉着,治白癜风等。

【中成药】补骨脂丸,青娥丸。

二十、骨碎补

【性味】苦,温。

【功效】补肾续骨,活血止血。

【应用】肾虚久泻,腰痛,风湿痹痛,跌打损伤。

【用量】10 ～ 15 g,水煎服。

【文献】

《开宝本草》:主破血,止血,补伤折。

《本草拾遗》:骨碎补,本名猴姜,以其主伤折、补骨碎,故命此名。

《古医得效方》记载,治伤损,用生骨碎补研烂取汁,以酒煎服,滓敷伤处,数日平复;及被笞捶,身无全肤,用之大效。

【按语】本品为水龙骨科槲蕨的干燥根茎,味苦,性温,归肝、肾经,具有疗伤止痛、补肾强骨之功效,为骨伤科常用药。对肾虚腰痛而兼风湿阻滞者用之较宜。至于骨折,无论内服、外用均有一定效果。

【现代研究】骨碎补具有良好的促进骨折愈合、抗骨质疏松、抗炎、促进牙齿生长、防治氨基糖苷类的中毒性耳聋、降血脂等作用。

【中成药】骨碎补散。

【使用注意】阴虚火旺,血虚风燥者慎用。

二十一、川断

【性味】苦,微温。

【功效】补肝肾、续筋骨、通血脉、止崩漏。

【应用】肾虚腰痛,筋断骨折,崩漏下血。

【用量】10 ～ 15 g,水煎服。

【文献】

《本草经疏》:人足厥阴少阴,为治胎产、续绝伤、补不足、疗金疮、理腰肾之要药也。

【按语】本品味苦、微温。归肝、肾经。具补肝肾、强筋骨、续折伤、止崩漏等作用。临床主要用于腰膝酸软,风湿痹痛,崩漏,胎漏,跌打损伤。酒续断多用于风湿痹痛,跌打损伤,盐续断多用于腰膝酸软。

伤科常以本品作为接骨续筋药物来应用;至于腰肌劳损症等,用本品也颇相宜。

【现代研究】续断在改善骨质疏松方面,生、酒续断灌胃给药均能降低模型组大鼠血清碱性磷酸酶活性,降低血清骨钙素水平,促进成骨,抑制破骨,酒续断的调控力度大于生续断。

近来研究发现续断有明显的抗氧化、抗衰老作用,能抑制淀粉样前体蛋白在神经元的表达,改善阿尔茨海默病模型大鼠的学习记忆缺损。

二十二、苏木

【性味】甘、咸、平。

【功效】行血破瘀,消肿止痛。

【应用】跌打损伤,血瘀经闭,产后瘀阻腹痛等。

【用量】3～9 g,水煎服。

【文献】

《本草求真》:苏木,功用有类红花,少用则能和血,多用则能破血,但红花性微温和,此则性微寒凉也。

《杂病源流犀烛》:酒煎苏木和童便服,乃伤科单方,大妙。

【按语】苏木在伤科临床上应用较多,主要取其良好的活血化瘀之功。至于内、妇科方面,应用本品者罕见。

【中成药】八厘散。

【使用注意】孕妇慎用。

二十三、马钱子

【性味】苦、寒、有大毒。

【功效】通经,消肿,止痛。

【应用】痈肿,疔疮,瘰疬,痔疮,无名肿毒,先疮,风湿痹痛,筋脉拘挛。

【用量】制0.3～0.6 g,炮制后入丸散用,外敷可生用研末。

【文献】

《日华子本草》:醋磨消肿毒。

《本草求原》:治一切寒湿郁热而为痛风瘫痪、行痹、痿厥、脚气、挛症、鹤膝等。

【按语】马钱子又称番木鳖,有大毒,需注意。马钱子作为中药始载于《本草纲目》,称谓"状似马之连钱,故名马钱"。民国中医泰斗张锡纯在《医学衷中参西录》中指出:马钱子"开通经络,透达关节之力,实远胜于它药也",可谓"毒药猛剂善起沉疴"。马钱子善能搜筋骨间风湿,开通经络,透达关节,止痛力强,临床上用于治疗跌打损伤、痈疽、神经系统疾病以及类风湿性疾病等难治性疾病,其药力峻猛,起效迅速,疗效确切。随着现代药物分析、药理学以及分子生物学研究技术的进步,对马钱子的主要有效单体成分及药理毒理作用研究进展很快,特别是马钱子的主要有效单体成分马钱子碱对于临床"顽症"恶性肿瘤的治疗研究也有了很大进展。另据著名伤科专家石筱山氏经验,本品研末外敷,镇痛作用显著。

【中成药】骨刺止痛膏、散瘀止痛膏、疏风定痛丸、伤湿祛痛膏、消伤痛茶剂、骨刺外敷膏、骨痹熏蒸方、马钱子散、痹通膏、万花油。

二十四、刘寄奴

【性味】苦,温。

【功效】活血祛瘀,通经止痛。

【应用】跌打损伤,瘀阻肿痛,血瘀经闭腹痛。研末外敷治刀伤出血及灼伤。

【用量】10～15 g水煎服,亦可研末外敷。孕妇慎用。

【文献】

《唐本草》:主破血下胀。

《日华子本草》:治心复痛,下气水胀,血气,通妇人经脉症结,止霍乱水泻。

《开宝本草》:疗金疮,为止血要药;产后余疾,下血止痛。

《纲目》:小儿尿血,新者研末服。

《世医得效方》:敛金疮止疼痛,以刘寄奴为末,掺之立效。

【按语】刘寄奴又名六月霜、奇蒿,系菊科奇蒿或白苞蒿的地上部分。相传此药为南北朝时期的宋武帝刘裕(小名寄奴)发现,后凡遇到枪箭所伤之处,便把此药捣碎,敷在伤口,很快愈合,甚为灵验,后人遂以其名记之。北刘寄奴系玄参科阴行草的全草,应区别应用。

刘寄奴为活血化瘀、止血镇痛之要药,有加速血液循环,解除平滑肌痉挛,促进血凝等作用;既可内服又可外用。

二十五、蟹

【性味】咸,寒。

【功效】清热,散血,续绝伤。

【应用】筋骨损伤,疥疮,漆疮,烫伤。

【用量】焙干研末,每次10～15 g,吞服,酒送。外用适量。

【文献】

《陈藏器本草》:去壳同黄酒捣烂微炒,敷伤处,筋能连续。

《本草经疏》:跌打损伤,血热瘀滞者宜之;若血因寒凝结,与夫脾胃寒滑,腹痛喜热恶寒之人咸不相宜。

《日用本草》:不可与红柿同食。

【按语】蟹即一般河蟹也,伤科常作为接骨续筋药加以应用,内服外敷均有效果。脾胃虚寒者慎用。

【中成药】蟹墨膏。

二十六、人中白

【性味】咸,寒。

【功效】清热,降火,消瘀。

【应用】劳热,肺痿,衄血,吐血,喉痹,牙疳,口舌生疮。

【用量】3～6g,煎服,或研末外用。

【文献】

《纲目》:人中白,降相火消瘀血,盖咸能润下之故也。今人口舌诸疮,用之有效,降火之验也。

《本草衍义补遗》:能泻肝火,散阴火。

《玉楸药解》:清心泄火,凉血止衄。

《夷坚志·人中白》:人中白者,淤盆内积起白垢也,亦秋石之类。

《积善堂经验方》:本品研极细末,每服1.5克,好酒送下,可治跌打损伤极重者。

【按语】人中白为人尿自然沉结的固体物,置清水中漂洗一周,除去杂质,再日晒夜露二周,以无臭味为度。李时珍认为,"滓淀为垽,此乃人溺澄下白垽也。以风日久干者为良。入药并以瓦煅过用"。

人中白性寒味咸,无毒,入肝、脾、肾、膀胱。具清热解毒、降火、消瘀之功效,本品临床应用较少,浙江省瑞安县湖岭区林溪地方已故伤科医师王岩林氏常以此入药,谓治跌打损伤,脑震荡后遗症有良效。

二十七、童便

【性味】咸,寒。

【功效】滋阴降火,止血消瘀。

【应用】阴虚发热,劳伤咯血,吐血,衄血,产后血瘀,跌打损伤。

【用量】1～2小杯,饮服。

【文献】

《神农本草经疏·人溺》:人溺,乃津液之浊者渗入膀胱而出。其味咸,气寒无毒。为除劳热骨蒸,咳嗽吐血,及妇人产后血晕闷绝之圣药。

《医林汇要》:凡跌打血闷欲死,灌此即苏。新产和酒饮之,可免血晕上攻,血瘀作痛。此皆咸以散瘀,见效甚速。

《唐本草》:主卒血攻心,被打内有瘀血,煎服之。

【按语】中医所用之童便,系取男性童子在哺乳期之小便,善除热又滋阴,有良好的滋阴降火、止血消瘀作用。温州地区民间对跌打损伤严重者,常急取童便1～2杯服下,谓对内伤有效。

笔者在上海中医药大学学习期间,曾在图书馆看到专门以童便治病的书,可惜已忘掉书名。近年来听说台湾省盛行以童便治病保健。由此推测,童便之功不可没也。

二十八、黄明胶

【性味】甘平。

【功效】滋阴润燥,止血消肿。

【应用】虚劳肺痿,咳嗽咯血,吐衄崩漏,跌打损伤,痈肿,烫伤。

【用量】10～15g,烊冲。

【文献】

《纲目》：治吐血、衄血、下血、血淋、下痢、妊妇胎动血下、风湿走注疼痛、打扑损伤、烫火灼疮，一切痈疽肿毒，活血润燥利大小便。

【按语】黄明胶系采用干燥黄牛之皮，经加工炮制而成，品质纯正，经临床观察，其功效不亚于阿胶。但其性平补，宜于虚热者也。

二十九、地鳖虫

【性味】咸，寒。有毒。

【功效】逐瘀破积，通络治伤，续筋接骨。

【应用】癥瘕积聚，血滞经闭，产后瘀血腹痛，跌打损伤，骨折筋断。

【用量】10～15 g。

【文献】

《本草通玄》：破一切血积，跌打重伤，接骨。

《本草经疏》：蟅虫，治跌打损伤，续筋骨有奇效。

【按语】地鳖虫，咸寒有小毒，有良好的活血化瘀，接骨续筋作用，为中医骨伤科要药，不论内服，外用均有功效。

地鳖虫的药理作用在我国早期医学古籍中就有记载，现代药理学的研究表明地鳖虫对心脑血管系统有保健作用，能降脂调脂、抗凝血、抗血栓等；还具有促进骨折愈合，增强人体免疫等功效；近年来，其在抗氧化和抗肿瘤方面的作用受到众多学者的关注和研究。

【中成药】愈伤灵胶囊、骨折挫伤胶囊、红药片、伤泰安胶囊、万灵筋骨膏、回生第一丹、活血接骨胶囊、活血止痛散、沈阳红药贴膏、跌打活血散。

【使用注意】孕妇禁用。

三十、落得打

【性味】辛，苦，寒。

【功效】活血消肿，清热利湿，解毒。

【应用】痧气腹痛，暑泻，痢疾，温热黄疸，砂淋，血淋，吐衄咯血，目赤喉肿，风疹疥癣、疔痈肿毒，跌打损伤。

【用量】10～15 g，水煎服，亦可外敷。

【文献】

《唐本草》：捣敷热肿丹毒。

《陆川本草》：解毒，泻火，利小便。治热性病，头痛，身热，口渴，小便黄赤。

《广东中药》：清暑热，去湿热。治肝大，肋膜炎，双单喉蛾，防治麻疹，并解钩吻中毒。

《浙南本草新编》：胸胁受损，呼吸引痛，本品配卷柏等，水煎服。

【按语】落得打为伞形科积雪草的全草，为伤科要药，始载于《神农本草经》。陶弘景曰："此草以寒凉得名，其性大寒，故名积雪草。"有良好的活血消肿止痛作用。著名骨伤科专家魏指薪氏、李国衡氏常以该药为主治疗软组织损伤及骨折早期,效果颇佳。

该药温州地区盛产,多属野生且取材容易,价格低廉,很有发展前途。

【现代研究】积雪草含有的三萜皂苷类化合物是主要活性成分之一。现代药理研究表明,积雪草苷可促创伤愈合、刺激生物合成,具有抗胃溃疡、抗肿瘤、抗抑郁等多种药理作用。同时,有报道积雪草具防治糖尿病,抑制糖尿病周围神经痛;抗肾小管间质纤维化;抗肺纤维化等作用。

三十一、自然铜

【性味】苦,辛,平。

【功效】散瘀止痛,接骨续筋。

【应用】跌打损伤,筋断骨折,血瘀疼痛。

【用量】10 ～ 15 g,水煎服,或入丸散。

【文献】

《本草经疏》:自然铜乃入血行血、续筋接骨之药也。凡折伤则血瘀而作痛,辛能散瘀滞之血,破积聚之气,则痛止而伤自和也。

《开宝本草》:疗折伤,散血止痛,破积聚。

《玉楸药解》:破血消瘿、疗风湿瘫痪之疾,收湿之功与无名异同。

【按语】本品主含二硫化铁,能促进骨骼愈合作用,具良好的活血续筋接骨之功,乃伤科专用药,不论内服外敷,均有一定的效果。在中医骨科方剂中有不可替代的地位。

【中成药】伤泰安胶囊、复元续骨散、接骨丸、骨折挫伤胶囊、接骨丹、愈伤灵胶囊、生骨散胶囊、接骨七厘片。

三十二、海狗肾

【性味】咸,温。

【功效】补精髓,壮阳道,暖腰膝。

【应用】肾虚阳痿,精冷不育,腰膝软弱。

【用量】2 ～ 3 g,研吞。10 ～ 15 g,水煎服。

【文献】

《海药本草》:主五劳七伤,阴痿少力,肾气衰弱,虚损,背膊劳闷,面黑精冷。

《日华子本草》:补中,益肾气,暖腰膝,助阳气,破癥结,疗惊狂痫疾及心腹疼,破宿血。

【按语】本品为海狗科动物海狗或海豹科动物海豹的雄性外生殖器,为国家二级保护动物,为壮阳要药。凡肾阳不足导致的阳痿、腰膝酸痛应用之当有效。

【中成药】腽肭脐丸。

三十三、白地牛

【性味】微苦,温。

【功效】祛风湿,通经烙。

【应用】风湿性关节炎,坐骨神经痛,腰肌劳损,腰扭伤,上肢伸屈不利,肩周疼痛等。

【用量】10 ～ 30 g,水煎服。

【按语】本品萝藦科黑鳗藤根,为浙南地区著名中草药,祛风湿、通经络有良效。有人用本品30 ～ 60克与蜂蜜同煎以治坐骨神经痛获效。

三十四、白胭脂根

【性味】甘,苦,平。

【功效】利尿,泻热,活血,散瘀。

【应用】淋浊,带下,肺痨吐血,痈疽发背,急性关节炎。

【用量】10 ～ 15 g水煎。

【文献】

《纲目拾遗》: 去风活血,治乳痈白浊。

《贵州民间方药集》:治妇女红崩、白带、疔疮、损伤及接骨。

【按语】本品为紫茉莉科紫茉莉根。伤科临床上取其活血消肿之功,治膝关节滑膜炎并发积液等有一定效果。

三十五、铁菱角

【性味】苦、涩、寒。

【功效】清热镇惊,散瘀消肿。

【应用】小儿高热惊厥,急、慢性肝炎,骨髓炎,皮肤脓疱疮等。

【用量】15 ～ 20 g,水煎服。

【文献】

《吉林中草药》: 健胃整肠,治食欲缺乏,消化不良。

《宁夏中草药手册》:清热解毒,健脾活血,治胃炎、肝炎初起、感冒发热、经闭、跌打损伤、乳腺炎、关节痛、蛇虫咬伤。

【按语】本品为唇形科植物香茶菜的根。温州民间草药医常用本品以治骨髓炎、皮肤疮疖等,有较佳疗效。

三十六、钩藤根

【性味】苦,涩,寒。

【功效】舒筋活络,清热消肿。

【应用】关节痛风,半身不遂,癫痫,水肿,跌扑损伤。

【用量】15 ～ 30 g,水煎。

【文献】

《广州部队常用中草药手册》:治风湿性关节炎、坐骨神经痛:钩藤根15～24g,水煎服。

《浙江民间常用草药》:以钩藤根浸酒服,治关节痛风。

《江西草药》:钩藤根90g水煎服,白酒为引,治跌打损伤,药渣捣烂外敷。

【按语】钩藤根舒筋活络之功较好。临床上多应用于经络不通之证及关节炎等证,有一定效果。

三十七、雷公藤

【性味】苦,辛,寒。大毒。

【功效】杀虫,消炎,解毒。

【应用】类风湿性关节炎,麻风,肺结核等。

【用量】雷公藤片,1～2片,每天3次,口服。

【按语】本品为卫矛科植物雷公藤的根,有大毒。近人报道,对类风湿关节炎有一定效果。笔者应用雷公藤片治类风湿关节炎多例,其效果并不理想,且胃肠道反应较严重。

三十八、伸筋草

【性味】苦,辛,温。

【功效】祛风散寒,除湿消肿,舒筋活血。

【应用】风寒湿痹,关节酸痛,皮肤麻木,四肢软弱,水肿,跌打损伤。

【用量】10～15g,水煎内服。

【文献】

《本草拾遗》:主久患风痹,腰膝疼冷,皮肤不仁,气力衰弱。

《东北常用中草药手册》:舒筋活血,祛风散寒,止痛,治腰腿酸痛,风湿性关节肿痛,月经不调。

【按语】伸筋草性温、味苦辛,有良好的活血舒筋,祛风道络之功。著名骨伤专家魏指薪氏及李国授教授,常应用本品内服治疗多种原因引起的坐骨神经痛及肩关节周围炎等,取得较好满意的功效。在魏氏创制的著名的四肢洗方中,本品亦在其内,对骨折及软组织损伤后期导致的关节粘连颇具效果。

【现代研究】具有抗炎、镇痛、抗菌、抑制乙酰胆碱酯酶活性等作用。伸筋草含有多种生物碱、三萜类等化学成分。临床上除用于治疗类风湿性关节炎、颈椎病、强直性脊柱炎外,还用于治疗急性软组织损伤、高血压性眩晕、带状疱疹等,值得进一步的研究与开发。

三十九、红楤市

【性味】微辛,平。有小毒。

【功效】祛风湿,活血止痛。

【应用】风湿性关节炎,胃炎,坐骨神经痛,跌打损伤,肾炎水肿等。

【用量】9～15 g,水煎内服。

【按语】本品为五加科棘茎楤木的根皮或茎。该药在一般方书中难以见到。骨伤科在临床上有时用它治疗关节炎、骨折之类疾患。

四十、毛冬青根

【性味】微苦,凉。

【功效】清热解毒,活血通脉。

【应用】骨折肿痛,风湿性关节炎,风热感冒,肺热咳嗽,喉头水肿,扁桃体炎,痢疾,冠心病,脑血管疾患所致的偏瘫,血栓闭塞性脉管炎,丹毒,烫伤,中心性视网膜炎及皮肤急性化脓性炎症。

【用量】9～15 g,单用30～90 g,水煎。

【文献】

《新编中医学概要》:活血通脉,治血栓闭塞性脉管炎,冠心病,脑血管意外所致的偏瘫。

《浙江民间常用中草药》:治感冒,扁桃体炎,痢疾,血栓闭塞性脉管炎。

【按语】中药毛冬青为冬青科毛冬青的干燥根,为中医常用的南方著名药材,曾被1977年版《中国药典一部》收载,毛冬青根为清热解毒、活血通脉之良品,应用于脉管炎有很好效果;对骨折肿痛常配合其他草药外敷。

四十一、珠儿参

【性味】苦,甘,寒。

【功效】补肺清热,养阴生津,止血散瘀。

【应用】热病烦渴,阴虚咳嗽,咯血,鼻衄,跌打损伤。

【用量】6～9 g,水煎。

《本草丛新》: 补肺、降火。肺热者宜之。

《救生苦海》: 血症之用,可代三七。

《陕西中草药》: 镇惊熄风,除风湿,理气健胃,止痛。治小儿惊风,风湿性关节炎,胃病。

【按语】本品含多种竹节人参皂苷和挥发油,实验对甲醛性"关节炎"有预防和治疗作用。本品可作西洋参和参三七的代用品。民间用它治牙痛有效。

四十二、紫金牛根

【性味】辛,平。

【功效】解毒破血。

【应用】主时疾隔气,去风痰用之。又治冷气腹痛。

【用量】9～12 g,煎汤内服。

【文献】

《本草图经》: 时痰膈气, 去风痰用之。

《纲目拾遗》: 解毒破血。

《四川中药志》: 治冷气腹痛。

【按语】紫金牛根, 别名平地木根, 为紫金牛科植物紫金牛的根及根状茎, (全株均可入药又称矮地茶), 具有清热、利湿、祛淤生新、活血止血、解毒、镇咳祛痰、除湿消肿、利尿的功效; 可治腰酸痛、痢疾、骨折、肺疥咯血、劳伤、筋骨酸痛、肿毒、慢性气管炎、肝炎、急慢性肾炎、高血压等症。伤科多用其根及根状茎, 主要治疗跌打损伤、劳伤、风湿关节酸痛之类疾患。上海工业医药研究院, 介绍紫金牛根治疗风湿性关节炎多例, 据称效验非凡, 可资借鉴。

四十三、野木瓜

【性味】苦、微寒。

【功效】行气止痛, 舒筋经络。

【应用】用于风湿性关节炎, 跌打损伤, 各种神经性疼痛, 水肿等证。

【用量】15 ~ 30 g, 水煎服。孕妇禁用。

【按语】本品系木通科野木瓜的根或全株, 《全国中草药汇编》谓 "木通七叶莲"、《浙江天目山药用植物志》谓 "假荔枝" 皆为本药也。温州地区又称此为 "七叶莲", 非五加科鹅掌柴属之 "七叶莲" 也。

临床上本品确具良好止痛效果, 主要应用于跌打损伤, 睾丸肿大, 脘腹疼痛, 风湿痹痛, 外伤、术后及癌症晚期疼痛等证。

【中成药】野木瓜汁。

四十四、雪莲花

【性味】甘, 苦, 温。

【功效】祛风湿, 强筋骨, 补肾阳, 调冲任。

【应用】肾虚阳痿, 腰膝软弱, 风湿痹证, 妇女崩带, 月经不调, 外伤出血。

【用量】9 ~ 15 g, 水煎服, 或浸酒, 或捣烂外敷。

【文献】

《纲目拾遗》: 性大热。

《林园小识》: 除冷痰, 助阳道。

《纲目拾遗》: 治一切寒症。

《新疆中医药手册》: 除寒痰水饮, 壮阳, 补血, 温暖子宫。治男子阳痿, 女子月经不调及崩带。

【按语】雪莲花治风湿性关节炎的应用, 始于近几年, 既往文献很难看到。全国高等中医药院校规划教材《中药学》(第九版)把雪莲花归入祛风湿、强筋骨药中。笔者曾托在新疆工作的朋友带来雪莲花200多朵, 每朵浸白酒一斤, 给有关节炎的患者应用, 效果一般, 并未如广告上所说的那么神奇, 但也未见不良不良反应。

【中成药】雪莲注射液,雪莲风湿莲胶囊。
【使用注意】孕妇慎用。

四十五、山羊蹄

【性味】微苦,凉。
【功效】安神宁心,祛风解毒。
【应用】神经衰弱、冠心病、关节风痛等。
【用量】9～15 g。
【按语】山羊蹄为温州地区的草药,系观音座莲科福建莲座蕨或雁荡观音座莲的根状茎及叶柄基部。文献少报告,可用于神经衰弱、记忆力减退,冠心病、关节风痛等。据一位卖草药的朋友介绍,该药30 g与猪蹄一个同煮服食,对关节炎有效。本品对冠心病具有一定的作用。

四十六、鸡矢藤

【性味】味微苦,涩,性温。
【功效】补脾肾,强筋骨,消食化积,活血止痛。
【应用】脾虚久泻,腰肌劳损及关节疼痛。
【用量】15～30 g,水煎服。
【文献】
《草木便方》:补虚劳,调理脾胃……治病后虚肿,耳鸣。
《上海常用中草药》:祛风、活血、止痛、消肿。治风湿酸痛、跌打损伤、肝脾肿大、无名肿毒。
《李氏草秘》:煎洗,腿足诸风,寒湿痛,拘挛不能转舒。
【按语】鸡矢藤为茜草科植物鸡矢藤根,具有祛风利湿、止痛解毒、消食化积和活血消肿之功能,临床用于风湿筋骨痛,跌打损伤等外伤性疼痛、肝胆及胃肠绞痛,消化不良、小儿疳积、支气管炎和放射引起的白细胞减少症;外用可治疗皮炎,湿疹及疮疡肿毒。鸡矢藤,温州地区又称土巴戟,民间常用以补肝肾、祛风湿,有一定效果。一般认为红色者为佳。笔者临床经验,鸡矢藤30 g,红枣10枚煎服,对伤性骨髓炎有良效。
【现代研究】鸡矢藤化学成分主要有环烯醚萜苷类、黄酮、三萜、甾体和苯丙素类以及挥发油等。现代药理学研究证明,鸡矢藤具有显著的抗炎、镇痛、镇静和降低尿酸作用。对于痛风,鸡矢藤能降低尿酸合成,增加尿酸排泄,减轻关节的组织水肿、减少关节组织炎性细胞浸润,改善滑膜增生等病理状态。

四十七、市芙蓉叶

【性味】辛、平。
【功效】清肺凉血、散热解毒、消肿排脓。
【应用】痈疽焮肿,缠身蛇丹,烫伤,目赤肿痛,跌打损伤。

【用量】外用药,量不拘。

【文献】

《本草纲目》:清肺凉血,散热解毒。治一切大小痈疽肿毒恶疮,消肿排脓止痛。

《民间常用草药汇编》:外用接骨。

【按语】木芙蓉叶来源于棉葵科植物木芙蓉的干燥叶。本品有良好的清热解毒、消肿止痛之功,为伤科临床常用之外敷药。著名伤科专家魏指薪先生创制之三圣散,就是以芙蓉叶、杜赤豆及麦硝粉等分研末外用,治疗软组织损伤早期,退肿镇痛效果很好。笔者在临床上常以本品研末外敷,治疗软组织损伤和关节滑膜炎急性发作者,见效颇佳。

四十八、卷柏

【性味】辛,平。

【功效】生用祛瘀,炒用止血。

【应用】跌打损伤,各种内出血证以及闭经等。

【用量】5 ～ 9 g,水煎服。

【按语】卷柏因其叶细似柏而卷曲故名"卷柏",始载于《神农本草经》,为卷柏科植物卷柏或垫状卷柏的干燥全草。温州地区民间又称九死还魂草,有良好的活血止血作用,多应用于各种跌打损伤,有较好效果。

卷柏辛,平,归肝、心经,具有活血通经的功效。用于经闭痛经,癥瘕痞块,跌扑损伤。卷柏炭化瘀止血,用于吐血,崩漏,便血,脱肛。药理研究表明:卷柏具有止血、抑制肠道病毒、抗肿瘤转移、抗氧化、延缓衰老和雌激素样作用。

四十九、白对叶肾

【性味】微苦,温。

【功效】补肾止泻,祛风湿,强筋骨。

【应用】肾虚腰痛,风湿性腰膝关节酸痛,慢性腹泻等。

【用量】15 ～ 30 g。

【按语】白对叶肾为卫矛科植物扶芳藤干燥茎叶,为温州地区专用民间草药,有较好的补肾与祛风湿作用。温州有一民间验方,称七肾汤,由白对叶肾、红对叶肾、花麦肾、龙芽肾、菜头肾、棉花肾、荔枝肾组成。有一定的补肝肾、祛风湿功效。笔者曾于1983年在浙江中医学院学报上予以介绍。

五十、红对叶肾

【性味】苦,微涩,微温。

【功效】补肾止泻、祛风通络。

【应用】肾虚腹泻,腰肌劳损,风湿性关节炎等。

【用量】9～15 g。

【按语】本品亦为温州地区民间专用草药,为夹竹桃科植物石血的干燥全草。系著名验方七肾汤组成之一。

五十一、菜头肾

【性味】微苦,凉。

【功效】补肾、养阴、清热。

【应用】肾虚腰痛,阴虚牙痛,肝炎,肾炎等。

【用量】9～15 g。

【按语】本品亦属温州地区民间草药,为爵床科菜头肾根。别名肉根马蓝、土太子参。主要用于肾虚腰痛。永嘉县有较广分布,永嘉、乐清等地有种植的习惯。

五十二、棉花肾

【性味】甘,微苦,微温。

【功效】健脾益肾。

【应用】腰肌劳损。

【用量】9～15 g,水煎服。

【按语】本品为锦葵科植物梵天花的干燥根或全草。有补肾、祛风湿作用,为温州地区著名中草药之一。

五十三、金荞麦

【性味】味甘、涩,微苦,性凉。

【功效】补肾,清热解毒,排脓消肿。

【应用】腰肌劳损等。

【用量】9～15 g。

【按语】本品为蓼科植物野荞麦的根,《本草纲目拾遗》称为金锁银开,有良好的补肾作用。为温州地区著名中草药之一,称之花麦肾。用于湿热内结、经络阻滞、久病伤肾引起的腰痛、尻坠等。

五十四、荔枝肾

【性味】微苦,辛,平。

【功效】补肾安胎,清热利湿,调经止血。

【应用】腰肌劳损,胎动不安。

【用量】15～30 g。

【按语】本品为唇形科蔓茎鼠尾草全草。为温州地区著名中草药之一。对腰痛属于肝肾偏亏者应用之,颇有效验,对妇女腰背酸痛尤佳。

五十五、山木蟹根

【性味】味苦辛,性温,有大毒。

【功效】祛风除湿,散瘀止痛。

【用量】3～5 g,水煎内服。

【应用】跌打损伤,急、慢性肌肉和韧带劳损,风湿痹痛等。

【按语】本品为木兰科山木蟹的根皮或根,根皮又名红茴香。《中国高等植物图鉴》谓之莽草。根据温州民间草药医经验,该药对关节炎有良效。但本品毒性很大,根皮一般不超过6 g。不宜鲜用,鲜用毒性更大。瑞安湖岭街一郑姓华侨,其母以山木蟹根与猪脚蹄同煮内服,中毒而亡。那时正值"文革"时期,无法进行死因鉴定,很可能由于服药过量所致。

中毒主要症状为恶心、呕吐、腹泻、眩晕、昏迷、狂躁不安、四肢抽搐或阵挛性惊厥,幻视幻觉、谵语等。解救措施:碱化体液;给巴比妥类药物对抗阵挛性惊厥,注射葡萄糖盐水;10倍量生甘草、六月雪60 g水煎服;250 g蜂蜜内服;据报道,同用等量甘草,可预防中毒。

【中成药】伤湿止痛膏。

五十六、八角枫

【性味】辛、微温,有毒。

【功效】散瘀止痛。

【应用】跌打损伤,风湿性关节炎。

【用量】0.3～1.5 g,一次须根用量不超过3 g。水煎服。

【按语】本品为八角枫科八角枫的根,又名华瓜木,以侧根和须根为佳。据温州市药检所叶所长介绍,本品镇痛作用较强,可应用于手术麻醉。

本品具有较强的镇痛、消炎、抗风湿作用,并具有明显的肌肉松弛作用,毒性大,现多以八角枫为主要成分,做成中成药,用于风湿性关节炎、类风湿性关节炎、颈肋神经痛、坐骨神经痛等。

【中成药】散瘀镇痛酊擦剂。

【使用注意】八角枫有毒,孕妇禁服。

五十七、藤梨根

【性味】酸,甘,寒。

【功效】健胃活血,利尿解毒。

【用量】15～30 g。

【应用】跌打损伤,风湿关节痛,腰肌劳损,腹水,癌肿等。

【按语】本品为猕猴桃科猕猴桃的根。温州地区各县均有出产,对消化系统肿瘤的治疗有显著疗效。此外,对因损伤而引起的坐骨神经痛也有一定效果。

第九章　校正《浙南本草新编》意见

　　《浙南本草新编》是一部富有浙南本地特色的中草药文献,历时半个世纪,由几代编写组呕心沥血而成。为传承宝贵中医药智慧财富,延续前人整理修订成果,温州市相关部门与参与编写人员共同努力促成完稿,时至今版,这本书尽可能完全地收录了浙南地区药用植物,翔实记录各草药的名称、别名、识别特征、产况、采制、性味、功效、用法用量、应用意见等,配以精美彩图,还附录了植物形态术语图解,提供了浙南本草查阅学习参考的珍贵资料。

　　传承延续,惠及后人,这本厚厚的《浙南本草新编》包含着为之付出的编委会对这一方土地的热爱,对中医药事业的执著以及编纂治学的学术精神。怀着同样的心情与思考,在阅读《浙南本草新编》过程中,笔者结合《中国植物志》《浙江植物志》及实地调研资料,对此书存有文字缺漏,有的附图、植物名错误,提出文字修改,图像纠正、植物名更正意见。

一、错漏改正

1. 文字缺漏

　　(1) 辛夷(131):拉丁名错误,应为"*Magnolia liliflora* Desr."。

　　(2) 天南星(389):拉丁名错误,应为"*Arisaema heterophyllu* BI."。

　　(3) 土茯苓(401):已知菝葜入药部位为根茎或叶,菝葜的应用参考中第三点第一条应为"菝葜鲜根茎60 ～ 120 g"。

2. 附图错误

　　(1) 苎麻(73):书中图像应为青叶苎麻。《中国植物志》鉴别青叶苎麻与苎麻的区别:青叶苎麻茎和叶柄只被贴伏的短糙毛,无展开的长硬毛,叶片多为卵形,稀卵圆形,基部突收呈楔形;托叶基部合生。图中植物形态符合青叶苎麻。

　　(2) 马兜铃(75):书中图像应为管花马兜铃(与马兜铃不同种)。《浙江植物志》鉴别描述:马兜铃叶面无毛,三角状卵形,卷状披针形,果近似球形;管花马兜铃叶圆心形、卵状心形,基部心形,果圆柱形、倒卵形。可见图中植物形态符合管花马兜铃。

　　(3) 柳叶牛膝(92):书中图像应为红柳叶牛膝,为柳叶牛膝变形。《浙江植物志》鉴别描述红柳叶牛膝叶片上面深绿色,下面紫红色至深紫色。可见图中植物形态符合红柳叶牛膝。

　　(4) 芍药(106):原书图像应为牡丹,图中可见木质部,花柱心皮5个,为牡丹的特征。

　　(5) 淫羊藿(123):书中图像应为箭叶淫羊藿。《中国植物志》鉴别描述:淫羊藿的花有距,呈圆锥状。图中植物花无距。

　　(6) 辛夷(131):书中大图图像应为二乔玉兰。辛夷来源植物紫玉兰为落叶灌木,图中植物形态为乔木,鉴别为二乔玉兰。

（7）酢浆草（186）：书中图像应为直酢浆草。《中国植物志》鉴别描述：直酢浆草茎直立，酢浆草茎匍匐。

（8）三裂叶蛇葡萄（220）：书中图像应为异叶蛇葡萄。《浙江植物志》鉴别描述：三裂叶蛇葡萄叶裂为全裂。图中叶片仅深裂，符合异叶蛇葡萄特征。

（9）紫花地丁（232）：书中大图像应为长萼堇菜。《浙江植物志》鉴别描述：长萼堇菜花距圆钝短小。故图中植物形态符合长萼堇菜非紫花地丁。

（10）巴东过路黄（261）：书中图像应为红毛过路黄。《浙江植物志》鉴别描述：巴东过路黄2～4朵花聚集生于茎和枝顶端。而图中单开在茎两端，且茎上有长绒毛，应为红毛过路黄。

（11）白花曼陀罗（306）：书中图像应为曼陀罗。《浙江植物志》鉴别描述：曼陀罗花单生于枝杈间或叶腋，白花曼陀罗花单生于分枝杈间或叶腋。图中植物形态符合曼陀罗。

（12）婆婆针（358）：书中图像应为白花鬼针草，为鬼针草变种。《中国植物志》鉴别描述：白花鬼针草与原变种的区别主要在于头状花序边缘具舌状花5～7枚，舌片椭圆状倒卵形，白色。图中花序边缘具舌状花。

（13）野菊（359）：书中图像应为甘菊，《浙江植物志》鉴别描述：野菊头状花序大，茎上有细绒毛。图中植物茎上无毛，为甘菊。

（14）大蓟（370）：书中图像应为野蓟。《浙江植物志》鉴别：大蓟叶上下面同色，野蓟叶下白色，密被绒毛。图中可见白色叶背。

（15）天南星（389）：书中图像应为一把伞南星。《浙江植物志》鉴别；天南星叶片鸟足状，叶裂片13～21枚，一把伞南星叶片辐射状分裂，附属器圆柱形或棒形，直立，向两端渐尖。图中形态符合一把伞南星。

（16）薯蓣（408）：书中图像应为参薯。《浙江植物志》鉴别描述：薯蓣叶三角状心形至长三角状心形，先端渐尖，基部心形，中间裂片卵形至长卵形，侧裂片方耳形至圆耳形。图中无此特征。

二、修正意见

1. 图像修改

（1）肾蕨（34）：建议附图肾蕨块根，因其块根入药且形态为其显著特征。

（2）圆盖阴石蕨（35）：摄图角度与摄图范围不能体现植物特征，无法起到指导鉴别作用，建议替换。

（3）银杏（46）、杨梅（59）：由于苏铁（35）附图提供了该植物雌雄植物的区别参考，而银杏、杨梅也是有雌雄之分的植物，建议添加附图体现此特征。

（4）花椒簕（190）：附图拍摄不清晰，无法鉴别起到指导作用，建议替换。

（5）飞龙掌血（191）：附图拍摄不清晰，无法鉴别起到指导作用，建议替换。

（6）何首乌（85）：建议附图何首乌块茎，因其块茎入药且形态为其显著特征。

（7）牡丹（105）：附图牡丹为观赏用而非药用，建议替换。

（8）樟树（135）：附图拍摄不清晰，无法鉴别起到指导作用，建议替换。

（9）圆叶茅膏菜（145）：图中有杂草，该药无此绿叶，且缺少入药球茎，建议替换。

（10）多花勾儿茶（218）：图中左下角心形叶非多花勾儿茶"卵形至卵状椭圆形"而为山药的叶，而多花勾儿茶本身的叶在图片中并没有特写展现反而被山药的叶子"喧宾夺主"，可能会引起误导，建议替换。

（11）蛇根草（328）：图中只有花的特写，不可辨全草特征，无法起到鉴别指导作用，建议替换。

（12）东风菜（352）：图中所示杂草过多，不能显示其特征，无法起到鉴别指导作用，建议替换。

（13）菝葜（400）、土茯苓（401）：建议附图其根茎，因其根茎入药且形态为其显著特征。

2. 植物名修改　　由于在现代植物学修订中，最为精准的为拉丁文命名，而在中文命名中有大量的别称、地方特称，虽此书为收集归纳"浙南"之本草，部分草药有地方性更广泛使用的名称，但笔者认为标题植物名应为中文学名与拉丁名保持一致更为专业，而将别称、地方特称、中药名等归于正文"别名"部分并注明来源更为妥当，更具有专业性，如木通（116～117）内容的编排。

（1）辛夷（131）：拉丁文对应中文学名为紫玉兰，辛夷为其中药名，笔者认为应统一标题植物名为其植物学名，将"辛夷"之称归于别名一项，并注明为中药名。

（2）山木蟹（134）：对此名称存疑（推测为地方特称），拉丁名对应中文学名为披针叶茴香、红茴香。

（3）山藿香（287）：现《中国植物志》正名为血见愁，山藿香为别名。

（4）筋骨草（287）：拉丁名对应中文学名为金疮小草，筋骨草为别名。

（5）白毛鹿茸草（309）：拉丁名对应中文学名为沙氏鹿茸草，中药名为千年霜，白毛鹿茸草推测为地方特称。

（6）蒴藋（332）：拉丁名对应中文学名为接骨草，蒴藋为其别名、中药名。

（7）白番苋（364）：拉丁名对应中文学名为白背三七草（《浙江植物志》）、白子菜（《中国植物志》），白番苋推测为地方特称。

（8）红番苋（365）：拉丁名对应中文学名为两色三七草（《浙江植物志》）、红凤菜（《中国植物志》），红番苋推测为地方特称。

三、争议探讨

引起笔者注意的地方是：书中所载小檗科鬼臼属八角莲、六角莲（124）别名八角金盘，而植物学上八角金盘实际考订为五加科一种植物的学名。为何不同科属植物的学名会成为另一种科属植物的别名？通过查阅文献，了解到近年来已有学者[1,2]对此进行过考证，文章指出古代草本学家对本草原植物的认识有局限之处，且分类鉴别方法还较为粗放，常常将治症相同或相近，名称相若的植物混在一起，从《神农本草经》到《本草纲目》，不乏需要后人去甄别改进的。在学者所列历代本草文献中，可见中药鬼臼与八角金盘原植物定义的混乱复杂之处，经其严格考证认为，中药鬼臼正品为小檗科鬼臼属植物，即八角莲和六角莲均为药用来源。而八角金盘作为明清时期出现于民间的草药，至少在中药学上并不是现今所考订的五加科植物。原来五加科植物八角金盘最早是日本学者将日本特有植物进行汉名考订的，而这一植物是在近代引入我国，我国植物学界与中药学界却对此予以认同与遵从，应为谬误。事实上中药八角金盘与中药鬼臼应为同一物，其原植物应为小檗科鬼臼属植物。然此新的论断考证尚未有广泛影响，但可见民间经验所传并非无稽之谈，作一探讨供以参考植物考订与中药原植物研究。本调研过程始终得到了瑞安中学已退休王增寿老师、原瑞安市卫生学校蔡定多老师、浙江中医药大学本草社负责人刘考铧等的指导，表示感谢。

　　以上为笔者所整理校正此书的一些拙见，望为再版修订提供帮助，若有指误之处敬请包涵。

参 考 文 献

［1］祁振声.对"鬼臼"同名异物的疏分［J］.河北林果研究,2016,31（3）:318-324.

［2］祁振声."八角金盘"原植物考证［J］.河北林果研究,2016,31（1）:104-108.

附　方

1. 四肢洗方

【组成】落得打12 g,淫羊藿、独活、桑寄生、桂枝、当归、伸筋草、透骨草各9 g,红花5 g。

【用法】水煎熏洗局部。

2. 断骨丹

【组成】乳香炭、没药炭各750 g,川断、三七、香橼皮、五加皮、皂角子(土煨透)、落得打各500 g,荆芥、白及、羌活、茜草、自然铜(醋淬)、防风各250 g,地鳖虫、蒲公英各200 g,生大黄100 g,肉桂50 g。

【用法】共研细末,蜂蜜、冷开水调和,敷贴患处。

3. 活血消肿散

【组成】芙蓉花10 kg,生大黄10 kg,杜赤豆10 kg,冰片50 g,延胡索5 kg,地鳖虫5 kg。

【用法】共研细末,以蜂蜜调料外敷。

4. 四物止痛汤

【组成】当归、生地黄各12 g,白芍9 g,川芎、乳香、没药各6 g。

【用法】水煎服,每天1剂。

5. 续骨活血汤

【组成】当归10 g,川芎5 g,生地黄20 g,炒赤芍10 g,红花5 g,地鳖虫10 g,骨碎补10 g,煅自然铜10 g(打,先煎),炒川断10 g,陈皮5 g,生甘草5 g。

【用法】每天1剂,水煎服。

6. 加味玉屏风散

【组成】炙黄芪30 g,炒白芍10 g,防风10 g,北细辛3 g,当归10 g,炙麻黄3 g,威灵仙10 g,桂枝6 g,炒白术10 g,炙甘草5 g,鸡血藤15 g,鹿角片15 g(先煎),羌活10 kg,独活10 g,干石斛30 g,制川草乌各3 g(先煎)。

【用法】水煎服,每天1剂。

7. 加味芍药甘草汤

【组成】生白芍30 g,生甘草10 g,伸筋草10 g,钩藤20 g,生地黄20 g,忍冬藤30 g,丝瓜络10 g,鸡血藤15 g,络石藤30 g,川牛膝10 g,鲜石斛30 g。

【用法】水煎服,每天1剂。

8. 参芪通络饮

【组成】炙黄芪50 g,党参30 g,炒白术10 g,当归10 g,炒牛蒡子10 g,炒白芍10 g,桂枝5 g,北细辛5 g,鸡血藤15 g,炒桑枝10 g,炙甘草5 g,僵蚕10 g,延胡索10 g。

【用法】水煎服,每天1剂。

9. 五桑四藤汤

【组成】炒桑枝10 g,桑叶10 g,桑寄生10 g,桑葚子15 g,海风藤15 g,桑白皮10 g,钩藤10 g,忍冬藤30 g,天仙藤10 g,络石藤15 g,鸡血藤10 g,全蝎5 g,生地30 g,威灵仙10 g,炙蜈蚣2条(打)。

【用法】水煎服,每天1剂。

10. 牛蒡子汤

【组成】炒牛蒡子10 g,僵蚕10 g,白蒺藜10 g,独活10 g,秦艽10 g,姜半夏5 g,白芷5 g,炒桑枝10 g

【用法】水煎服,每天1剂。

11. 加味当归四逆汤

【组成】当归10 g,桂枝5 g,炒白芍10 g,炙甘草5 g,北细辛3 g,通草5 g,大枣5枚,炙黄芪30 g,生姜2 g,吴茱萸5 g。

【用法】水煎服,每天1剂。

12. 补肝合剂

【组成】当归10 g,炒枣仁10 g,延胡索10 g,川芎5 g,麦冬10 g,玄参10 g,炒桑枝10 g,木瓜10 g,生甘草5 g,生地黄20 g,炒白芍10 g,钩藤10 g,怀牛膝10 g,忍冬藤30 g,全蝎5 g。

【用法】水煎服,每天1剂。

13. 大活络丸

【组成】制首乌、麻黄、熟地黄、乌梢蛇、黄连、乌药、天麻、骨碎补、贯众、沉香、木香、制大黄、甘草、威灵仙、龟甲、蕲蛇、全蝎、广藿香、肉桂、羌活、制草乌各60 g,葛根、当归各45 g,细辛、丁香、黄芩、没药、僵蚕、白术、香附、豆蔻、附子、制南星、赤芍、青皮、玄参、乳香各30 g,制松香、水牛角、地龙、麝香各15 g,人参90 g,血竭21 g,防风75 g,牛黄、冰片各4.5 g。

【用法】制成大粒蜜丸,每丸重3.6 g。每天2 g,每次服用法1粒。

14. 人参再造丸

【组成】地龙150 g,蕲蛇120 g,桑寄生、葛根、全蝎、威灵仙各75 g,人参、黄芪、麻黄、白芷、豆蔻仁、肉桂、川芎、当归、茯苓、熟地黄、甘草、黄连、天麻、姜黄、羌活、大黄、防风、玄参、琥珀、草豆蔻、萆薢、藿香、制草乌各60 g,白术、香附、龟甲、赤芍、沉香、僵蚕、丁香、胆星、青皮、乳香、没药、朱砂、附片、乌药、天竺黄、细辛、骨碎补各30 g,红花、血竭各24 g,麝香、厚朴、松香各15 g,木香12 g,冰片7.5 g。

【用法】制成大粒蜜丸,每天2次,每次服1粒。

15. 康复合剂

【组成】生黄芪60 g,泽兰叶10 g,当归10 g,炒赤芍10 g,生甘草5 g,荆三棱10 g,莪术10 g,炮山甲10 g(打,先煎),陈皮5 g,伸筋草10 g,钩藤10 g(后下),蜈蚣3条(打),全蝎5 g,制乳没各5 g,炒桑枝10 g,僵蚕10 g,炒牛蒡子10 g。

【用法】水煎服,每天1剂。

16. 补阳还五汤

【组成】生黄芪30 g,当归尾、赤芍各9 g,地龙、川芎、桃仁、红花各3 g。

【用法】水煎服,每天1剂。

17. 养阴柔肝合剂

【组成】生地黄20 g,麦冬10 g,干石斛30 g,钩藤10 g,炒白芍药10 g,生甘草5 g,忍冬藤20 g,玄参10 g,黑鳗藤根30 g,木瓜10 g,丝瓜络10 g。

【用法】水煎服,每天1剂。

18. 加味增液汤

【组成】当归10 g,川芎5 g,炒白芍10 g,生地黄20 g,玄参10 g,麦冬10 g,忍冬藤30 g,丝瓜络10 g,牡丹皮10 g,钩藤10 g,怀牛膝10 g,生甘草5 g,全蝎5 g,炙蜈蚣3条(打)。

【用法】水煎服,每天1剂。

19. 忍冬藤合剂

【组成】忍冬藤、生地黄、白芍各30 g,丝瓜络、牡丹皮、生甘草、怀牛膝、木瓜、蕲蛇、炒桑枝各10 g,炙蜈蚣5条,制乳香、制没药各5 g。

【用法】水煎服,每天1剂。

20. 黄芪桂枝五物汤

【组成】炙黄芪20 g,桂枝、炒白芍各5 g,生姜2片,大枣4枚。

【用法】水煎服,每天1剂。

21. 乌头汤

【组成】白蜜30 g,炙黄芪15 g,制川乌、炒白芍各9 g,生麻黄5 g,炙甘草3 g。

【用法】水煎服,每天1剂。

22. 温胆汤

【组成】茯苓、炒竹茹、炒枳实各9 g,陈皮、姜半夏各5 g,炙甘草3 g,生姜2片。

【用法】水煎服,每天1剂。

23. 杞菊地黄汤

【组成】熟地黄30 g,枸杞子、白菊花、茯苓、山药、山萸肉、泽泻、牡丹皮各9 g。

【用法】水煎服,每天1剂。

24. 二参汤

【组成】党参30 g,北沙参15 g,炙黄芪30 g,炒枣仁10 g,炒白芍10 g,大熟地黄30 g,茯苓10 g,枸杞子15 g,补骨脂10 g,炙甘草5 g,威灵仙10 g,葛根15 g,桂枝5 g。

【用法】水煎服,每天1剂。

25. 桂枝加葛根汤

【组成】桂枝10 g,炒白芍15 g,炙甘草5 g,生姜2片,大枣5枚,葛根15 g。

【用法】水煎服,每天1剂。

26. 柴胡细辛汤

【组成】左金丸(吞)、柴胡、北细辛、薄荷、姜半夏、川芎各5 g,当归、地鳖虫、丹参各10 g。

【用法】水煎服,每天1剂。

27. 川芎钩藤汤

【组成】薄荷3 g(后入)、川芎、炙远志、豆蔻壳、陈皮各5 g,炒枣仁、钩藤、朱茯神、白菊花各10 g。

【用法】水煎服,每天1剂。

28. 防风芎归汤

【组成】北细辛 3 g,川芎、防风、荆芥、羌活、白芷、制乳香、制没药各 5 g,当归、蔓荆子、丹参、桃仁、苏木、泽兰叶各 10 g。

【用法】水煎服,每天 1 剂。

29. 琥珀安神汤

【组成】琥珀(吞)、辰砂(冲)、木通、薄荷(后下)各 3 g,白菊花、桑叶、荆芥各 10 g,青龙齿 30 g(先煎)。

【用法】水煎服,每天 1 剂。

30. 归脾汤

【组成】炙黄芪、党参、炒白术、茯苓、当归、龙眼肉各 9 g,炒枣仁、朱远志、炙甘草各 5 g,木香 3 g,生姜 2 片,大枣 4 枚。

【用法】水煎服,每天 1 剂。

31. 补中益气汤

【组成】炙黄芪、党参、炒白术、当归各 9 g,柴胡、升麻、陈皮各 5 g,炙甘草 3 g。

【用法】水煎服,每天 1 剂。

32. 加味交泰汤

【组成】川连、肉桂各 1 g,琥珀粉 2 g(吞),百合、朱麦冬、炒枣仁、柏子仁各 10 g,生地黄、龙骨、龙齿各 30 g。

【用法】水煎服,每天 1 剂。

33. 通窍活血汤

【组成】麝香 0.15 g(吞),红花、川芎各 5 g,桃仁、赤芍各 10 g,生姜 2 片,红枣 5 枚,青葱管 5 条,黄酒适量。

【用法】水煎服,每天 1 剂。

34. 加味甘麦大枣汤

【组成】生甘草 9 g,小麦 30 g,大枣 7 枚,百合 30 g,知母 10 g,生地黄 20 g,炒枣仁 10 g,合欢皮 10 g,佛手 10 g。

【用法】水煎服,每天 1 剂。

35. 舒筋合剂

【组成】泽兰叶、当归、炒赤芍、桃仁、伸筋草、炒桑枝、川牛膝、天花粉各 9 g,红花、制乳香、制没药、炙蕲蛇各 5 g,炙蜈蚣 4 条,生甘草 3 g。

【用法】水煎服,每天 1 剂。

36. 独活寄生汤

【组成】熟地黄 20 g,独活、桑寄生、防风、当归、白芍、人参、茯苓、牛膝、炒杜仲各 9 g,秦艽、川芎各 5 g,肉桂、炙甘草各 3 g,北细辛 1.5 g。

【用法】水煎服,每天 1 剂。

37. 伸筋活血汤

【组成】伸筋草、丹参、木瓜、当归、川断、川牛膝各 9 g,制乳香、制没药各 5 g,桂枝、炙甘草各 3 g。

【用法】水煎服,每天1剂。

38. 加味杞菊地黄汤

【组成】枸杞子10 g,白菊花10 g,生地20 g,怀山药20 g,泽泻10 g,牡丹皮10 g,山萸肉10 g,炒白芍10 g,生甘草5 g,天麻10 g,石决明30 g(打,先煎)。

【用法】水煎服,每天1剂。

39. 妊娠坐骨神经痛方

【组成】当归10 g,炒白芍10 g,炒白术10 g,川芎5 g,泽泻10 g,炒川断10 g,炒杜仲10 g,桑寄生10 g,鸡血藤10 g,炙黄芪30 g,炙甘草5 g。

【用法】水煎服,每天1剂。